目　次

前書き ……………………………………………………………………5

第1章　子供たちは病んでいる ……………………………………7

第2章　実践の手引き ……………………………………………10
　ホメオパシーはどんな症状に適応しますか？ ……………………10
　レメディーは何年くらいもちますか？ ……………………………10
　レメディーの取り扱いについて ……………………………………11
　飲食前後20分間はレメディーをとってはいけないのですか？ ……12
　コーヒーをとるとレメディーの効果がなくなるのですか？ ………13
　レメディーはいつとるのがよいですか？ …………………………14
　30Cのポーテンシーはどれくらいの強さですか？ …………………15
　200Cのポーテンシーはどれくらいの強さですか？ ………………15
　30Cのレメディーと200Cのレメディーは、
　どのように使い分ければよいですか？ ……………………………16
　レメディーを1回に2粒とるとどうなりますか？ …………………16
　繰り返す(リピート)回数は何回がよいですか？ …………………17
　続けて何種類かのレメディーを試してよいのですか？ …………19
　同時に2種類のレメディーをとってもよいですか？ ………………19
　悪化が起こると聞いたのですが…？ ………………………………20
　治癒の方向性とは？ …………………………………………………21
　適合しないレメディーをとった場合どうなるのですか？ ………22
　レメディーと薬を併用しても大丈夫ですか？ ……………………22
　レメディーで対処すれば、病院に行く必要はありませんか？ …23
　最後に …………………………………………………………………24
　マテリア・メディカとレパートリー ………………………………25

第3章　予防接種の害 26

第4章　母と子の育児の問題 50

第5章　マテリア・メディカ ＆ ケース 74
 ◇Aconite 75
 ◇Anacardium 78
 ◇Antim-crud 81
 ◇Arg-nit 84
 ◇Arsenicum 87
 ◇Baryt-carb 90
 ◇Belladonna 93
 ◇Bismuthum 96
 ◇Borax 98
 ◇Calc-carb 101
 ◇Capsicum 104
 ◇Causticum 107
 ◇Cina 110
 ◇Coffea-cruda 113
 ◇Cuprum 116
 ◇Euphrasia 119
 ◇Gelsemium 122
 ◇Hyoscyamus 125
 ◇Ignatia 128
 ◇Lachesis 132
 ◇Lycopodium 135
 ◇Nat-mur 138
 ◇Opium 141
 ◇Pulsatilla 145
 ◇Pyrogen 148
 ◇Rhus-tox 151
 ◇Silica 154

- ◇Staphysagria ……… 157
- ◇Stramonium ……… 160
- ◇Sulphur ……… 163
- ◇Tarentula ……… 166
- ◇Thuja ……… 169
- ◇Veratrum-album ……… 172
- ◇ 骨と歯の栄養サポート TS-21 ……… 175
- ◇ 血の栄養サポート TS-01 ……… 175
- ◇ 肺サポート サポート(Hai) ……… 175

第6章　レパートリー ……… 176
- ◆目の問題 ……… 176
- ◆口の問題 ……… 178
- ◆歯の問題 ……… 179
- ◆鼻の問題 ……… 181
- ◆耳の問題 ……… 183
- ◆泌尿器系の問題 ……… 184
- ◆生理の問題 ……… 185
- ◆出産に関する問題 ……… 187
- ◆風邪とインフルエンザ・熱 ……… 189
- ◆腹の問題 ……… 191
- ◆吐き気　嘔吐　つわり ……… 195
- ◆呼吸器系の問題 ……… 196
- ◆皮膚の問題 ……… 198
- ◆虫刺されなど ……… 201
- ◆事故・けが・火傷などの問題 ……… 202
- ◆痛みの問題 ……… 204
- ◆精神的な問題、子供の癖、行動的な問題など ……… 206
- ◆成長の問題 ……… 215
- ◆子供の病気の問題 ……… 216
- ◆その他の問題 ……… 218

第7章　子供のかかる病気 ……………………………………………………221
　1. 風疹 ……………………………………………………………………226
　2. はしか（麻疹）（生ワクチン）………………………………………227
　3. ジフテリア（生ワクチン）……………………………………………231
　4. 百日咳（死菌ワクチン）………………………………………………235
　5. ポリオ …………………………………………………………………238
　6. 耳下腺炎（おたふく風邪）……………………………………………240
　7. 水疱瘡 …………………………………………………………………242
　8. 熱性痙攣 ………………………………………………………………244
　9. インフルエンザ ………………………………………………………246
　10. 予防接種後 ……………………………………………………………246

ホメオパシーインフォメーション …………………………………………247

前書き

　母親が妊娠中や妊娠前にとった抗生物質、咳止め、風邪薬、麻酔、予防接種、麻薬、アルコール、タバコなどの悪影響を受けている場合、子供が難産になったり、息をする力が小さくなるように思います。

　そして、理由もなく泣く、夜に寝ない、歯が生えない、落ち着きがない、いらいらしている、多動的になる、何もしゃべらない、自閉的になるなどさまざまな症状が出てきます。

　そのうえ、難産から陣痛促進剤を使ったり、吸引分娩することから、髄膜炎を起こすケースもあります。

　そして、高熱になった場合、座薬で対処することが多いようですが、座薬や解熱剤を使えば使うほど、髄膜炎がより深刻化してしまうケースが多々ありました。（※2000年12月の文藝春秋に掲載された「インフルエンザ薬害から子供を守れ」にも詳しく紹介されています。）

　キッズキットを作ろうと決心したのも、2000年3月に、読売新聞で報じられた熱性痙攣の記事を読み「この患児たちの親御さんがホメオパシーを知っていたら、この子たちは死なずに済んだのではないか…」と、心から残念に思ったからです。

　私は、もうこれ以上、知っていて知らない振りをするわけにはいかなくなりました。予防接種や薬自体の害はもちろん、症状を抑圧することによって生じるより根深い病気への移行、症状の複雑化・慢性化、精神面への悪影響、自然治癒力の低下なども、深刻な問題です。

　症状の無理な抑圧は、自己治癒力を否定することになりますから、そうすることで、病気を病気と認識できず、病気が自分自身の一部となってしまいます。その結果として、本当の自分らしさから離れ、自信というものも失われてしまいます。

　ということで、子供たちが、少しでも、予防接種や薬をとらずに済んで欲しいという願いから、キッズキットを世に出そうと思い立ちました。予防接種を受けず、薬もそんなにとらなければ、子供も母体もそれほど複雑になることはないと思うのです。

ホメオパシーには熱性痙攣、脳炎、引きつけ等に適合する素晴らしいレメディーがたくさんあります。

　キッズキットにも、育児、予防接種の害、子供のかかる病気、熱性痙攣、子供の精神的な問題（恐怖、緊張症、不眠、兄弟間の嫉妬、癇癪）、子供や妊婦さんの栄養問題、子供だけではなく大人のインナーチャイルド、トラウマ等に適合する、選りすぐられたレメディーが入っています。36レメディーキットやキッズキットを使用していくことで、ホメオパシーの恩恵が、子供たち、そして母親・父親たちにゆきわたることを願っています。そのためにも、家庭を守るお母さんにはしっかり勉強していただきたいと思います。そして、自分の子供の健康は、自分で守っていけるようになってほしいと願っています。

2001年1月1日
由井　寅子
RAH学長・HMA認定ホメオパス・名誉会員
Ph.D.Hom（ホメオパシー博士）

【改訂新版　前書き】

　各レメディーのマテリア・メディカ解説部分を新たに書き加えた他、熊本で行った講演会より予防接種に関する部分を、トラウマに関しては札幌から抜粋するなど、いっそう充実した内容となったものと思います。

　予防接種については、その全貌を初めて明らかにした画期的な『海外ホメオパスによるホメオパシー講義録②トレバー・ガン　予防接種は果たして有効か？』（ホメオパシー出版刊）も併せてご一読頂ければ幸いです。

2003年1月15日
由井　寅子

第1章　子供たちは病んでいる

　2000年を期に、若者たちによるさまざまな事件が起きています。今まで蓋をして見ないようにしてきた、その蓋が外れ、激しい怒りの想念が、外に噴き出してしまったような感じがします。
　これは、今に始まったということではなく、結果的にこれまでのツケが出てきたのだと言えるでしょう。もう症状を隠し切れなくなってきたということです。また、体の病から心の病に進行した結果とも考えられます。
　しかし、どんな症状だろうと、症状自体は悪いものではありません。症状が出始めるとき、それは、浄化の始まりです。元々症状が出る原因となるものがあったわけです。症状が出なければ、問題があることへの気付きも得られないし、そうであれば解決のしようもありません。
ですから、今、私たちがしなければならないのは、そのような子供たちを批判したり、怖れたりすることではなく、このようになった本当の原因（病気）を探し、押し出すことです。
　ホメオパシーの真価が発揮されるのは、症状が出ているときです。
こんな時代だからこそ、なおさらホメオパシーが必要であると言えるでしょう。ホメオパシーは、体のみならず、心や感情の問題に根本的な治癒をもたらす療法だからです。
　さて、彼らは何に怒っているのでしょう。自立できないこと、コントロール下にいることに対してではないのでしょうか？　人間というものは、やりたいことや、自分の理想とすることを持ってこの世に生まれてきます。ですから、自由のない社会、自分の中にある理想とかけ離れた家庭や社会、自分の本当に望んでいることができない環境の中では、満たされない思いが鬱積してしまいます。
　ホメオパシーをやると、親や他人が何と言おうと、自分のやりたいことをできるだけやってみようとします。やりたいと思う欲望を抑え、我慢していても、その欲望が自分からなくなることはありませんし、表面上なくなっても、そのエネルギーは沸々と湧き出ており、その行き場を失ったエネルギーが、さまざまな病気を作り出してしまいます。そしてときに、感情的に爆発（キレる）してしまうのではないかと思います。しかし、完全に抑圧してしまうと、その行き場を失ったエネルギーは、最終的にガン細胞を作り出してしまいます。

欲望は、ときには流してやることも大切です。成功するかどうかよりも、自分のやりたいことをやってみるということが大切です。問題なのは、やりたいことがあるのに、それを我慢して抑圧することです。成功することだけが人生の意義ではありません。失敗して、挫折して、人間は大きくなっていくものです。親や大人が外から、あーだ、こーだと言って否定してしまうことによって自分のやりたいことができなくなり、止められた若者のエネルギーは、蓄えられ、"怒り""他人への暴力""自己破壊"という形で流れ出ようとします。
　思春期とは、大人への旅立ち、自立への旅立ちの第一歩を踏み出す時期です。大人からみれば、おぼつかない第一歩ですが、それをおぼつかなくさせてしまっているのは、大人の責任でもあります。子供可愛さのあまり、あれこれ手や口を出し指示してしまえば、自立の道が絶たれ、依存心が増えてしまいます。
　それから、自然的欲望というものがあります。お母さんのぬくもり・優しさ、お父さんの頼もしさ・包容力に包まれて安らげる家庭というものは、どんな子供でも求めています。お父さんとお母さんがけんかばかりしていたり、暴力を振るったり、子供に八つ当たりしたり、素直に甘えられない環境の中では、子供たちは病気になるより仕方ありません。
　本来、子供は、善悪の区別なく、大らかで自然体に生きています。両親が異常に口うるさかったり、神経質だったり、過保護だったり、無関心だったりしたら、やはり自然体ではいられなくなります。
　このように、自分自身が望んでいない環境の中では、欲求不満が蓄積してしまうことは避けられないことです。ですから、子供たちが病んでいると言いますが、それは、そのような心が作られた環境があるということです。
　そして、そのような心が作られる環境の一つに、予防接種の害があると考えます。自然に任せていれば、子供のかかる病気にかかる必要のある子供はかかり、かかる必要のない子供はかからないものです。そして、どんな子供でも普通一つや二つはかかるものです。そしてかかり切ることで、子供の心理的な障害が克服されるのですが、予防接種をすることで、その道が絶たれてしまいます。他の病気についてもすぐに薬で症状を止めようとするため、かかり切ることが難しくなっています。このような浄化の過程を自然は用意しているのに、それに逆らうことは、不自然な結果に終わるだけです。

さらに不自然な環境として、自然でない食物や飲み物が挙げられます。心と体は、可逆的な相関関係を持っています。不自然な心は、体の機能を歪めてしまいますし、不自然な物質を摂取すれば、心も不自然にならざるを得ません。

子供がキレる理由として、以下のことが考えられます。

① 予防接種の害、薬害、手術
　 歯科治療（歯の詰め物）－重金属が入ることによって
　 環境汚染（水質汚染、大気汚染、土壌汚染）
　 自然でない人工的な食べ物や飲み物（ホルモン剤等）
　 心や体の疾患
　　⇒　自閉、多動、早熟、関節炎、学習能力不足、忍耐力がない、
　　　　慢性疲労

② 両親の問題
　 幼児期の十分な愛情の欠如
　 学童期の過保護、世話のやきすぎによる自立の芽生えを止める
　 無関心、事なかれ主義
　 暴力
　　⇒　自己卑下、無価値感、自己破壊、自己憐憫、トラウマ

③ マヤズム
　 先祖から受け継いだ遺伝的な病気の傾向と心身の行動パターン
　 先祖から受け継いだ否定的記憶と反応パターン
　　⇒　苦境に立つときに取る感情や行動パターン

第2章　実践の手引

ホメオパシーはどんな症状に適応しますか？

　ホメオパシーは妊婦さんや赤ん坊、動物や植物、事故やけが、日常遭遇する急性の症状、西洋医学では治らない慢性病、精神的な問題までと、適用範囲が広いのが特徴です。
　そこに何か問題がある限り、ホメオパシーを使っていけない理由はありません。適切なレメディーを選択することができれば、どんな問題でもホメオパシーはサポートできる可能性を持っています。
　このように、ホメオパシーの適用範囲が広いのは、第一に、ホメオパシーで用いられるレメディーは、原物質がないほどに薄められているため、副作用がなく安全だということ、第二にホメオパシーで用いるレメディーは、肉体のみならず、感情や心などの精妙なエネルギー体にも作用し、自然治癒力を揺り動かすことができる、というところにあります。
　しかし、慢性的な症状は、長い時間をかけてバイタルフォースが不自然に適応し、バランスを取っているところから生じていますから、自然治癒力が働き、本当に治癒する過程では、一旦その偽りのバランスが崩れ、擬似的悪化が生じる場合もあります。それは、慢性となっている精神的な問題が、治癒へと向かう場合も同様です。
　慢性的な症状に関しては、専門のホメオパスにご相談下さい。

レメディーは何年くらい保ちますか？

　それぞれのレメディーは、それぞれの物質が持つ特有の情報（形）を持っています。この情報は、砂糖玉にしっかりと組み込まれ、保管状態が良ければ、半永久的に保存されます。
　ハーネマンが実際に使っていた200年前のレメディーは、現代でも十分効果のあることが知られています。
　ただし、次頁に書かれた点に気を付けて保管してください。

レメディーの取り扱いについて

<u>レメディーは、舌下（舌の下）に入れて溶けるのを待ちます。</u>
　通常、レメディーをとる20分前後は、口の中に何も入れないよう指示されます。ですが、レメディーをとる20分前後に飲食をすると効果がなくなるということはありません。
　時間に余裕のないときは、飲食前後20分以内でもかまいませんので、レメディーをとって下さい。ただし、コーヒーや香りの強いもの（ミントが含まれている歯磨き粉等）は、レメディーに影響を与えることがありますので、レメディーをとる前後20分ほどは避けるようにしてください。
　また、レメディーをとり続けている期間中は、できるだけコーヒーを飲まないようにしたほうが賢明です。コーヒーを飲むことで、レメディーの作用が消えてしまう場合もあると言われています。
　メンソール、ユーカリ、樟脳、ティーツリーオイルなどの香りが強い場所は、レメディーの保管に向いていません。
　保管する上での注意点を以下に書き出します。

◇温度
　レメディーが凍ったり、60℃以上になると、レメディーの持っている情報が失われてしまうことが知られています。なるべく0～40℃の冷暗所に保管してください（冷蔵庫には保管しないでください）。
　レメディーを溶かして飲む場合は、水かぬるま湯にしてください。高温になる真夏の車の中も避けたほうがよいでしょう。

◇香り
　強い香りは、レメディーに影響を与えると言われています。レメディーを取り出すときは、強い香りのする香水などのない場所で行ってください。また、保管場所も、あまり香りの強くないところにしてください。
　特にティーツリー、ペパーミント、ユーカリ類はレメディーに影響を与える場合があります。

◇電磁波

　電磁波はレメディーに影響を与える可能性があると考えられていますが、私の経験上、あまり神経質になる必要はありません。

　ただし、直射日光は避けるようにしてください。また強い電磁波の出ているところ（電化製品のすぐ近く）にはなるべく置かないようにし、携帯電話と一緒に持ち運ぶ際は、なるべく離すようにしてください（レメディーキット専用の＜電磁波防護袋＞をお使いになることをお勧めいたします。X線の照射を受ける場合もご利用いただけます）。

　基本的に、レメディーをとる本人以外は、レメディーに触らないように指示されます。

　レメディーには波動的なエネルギーが入っていますので、レメディーに触れると、多少触れた指からも、そのエネルギーが入ってしまいます。しかし、緊急時や赤ん坊、動物に与える場合など、やむを得ない状況では、構わず自分の手で取って素早く相手の口の中に入れてあげてください。時間にゆとりがある場合には、スプーンなどを使ってレメディーを相手の口の中に入れてやるか、水の中にレメディーを入れて飲ませるかしてください。

飲食前後20分間はレメディーをとってはいけないのですか？

　前述したように、通常、飲食前後20分ほどは、レメディーをとらないように指示されますが、救急・応急的にレメディーを使用される場合は、「飲食前後20分」という言葉に神経質にならないでください。

　緊急時にレメディーが必要な場合は、飲食前後20分以内でもレメディーをとるようにしてください。レメディーは、薬のように口や胃や腸で吸収されるものではありませんし、化学物質によって身体をコントロールするものでもありません。飲食前後20分以内にレメディーをとると効果がなくなる、ということはありませんから、時と場合により柔軟に対応するようにしてください。ちなみに私は大学で、レメディーのエネルギーは、1秒で1m50cm走り抜けると教わりました。

コーヒーをとるとレメディーの効果がなくなるのですか？

　代表的な例として、Chamomilla（カモミラ　カモミールから作られたレメディー）とコーヒーの相性は良くないことが知られています。

　コーヒーのレメディーの作用への影響については、さまざまな意見があり、コーヒーの影響はないと言うホメオパスもいれば、コーヒーの影響は大きいと考えるホメオパスもいます。

　私の経験からは、コーヒーが必ずしもレメディーの作用に影響を与えるわけではなく、その人の体質にもよると言えます。

　基本的にレメディー使用中（レメディーの影響が続いている間）はコーヒーを控えたほうが賢明です。しかし、コーヒーを飲むことが習慣化している人は、コーヒーを飲めないことがストレスとなり、体調を崩しかねませんから、無理にコーヒーを止めるようには指示していません。

　ただし、このような状態は、コーヒー中毒とも言えます。コーヒー、ミント、タバコなどの刺激物を常にとっていなければいられないという性癖も、ホメオパシーにおいては一つの症状とみなします。これらの刺激物を習慣的に毎日とり続けることは、体にとってあまり良いこととは言えません。ちなみに、このような刺激物への中毒には、Nux-vomica（ナックスボミカ）が適合します（もちろん、人それぞれに原因が異なりますから、原因に合わせてレメディーを選択します）。

レメディーはいつとるのがよいですか？

　急性の場合を除き、一般的に、夜寝る前にとるよう指示されることが多いですが、特に夜でなければならないということはありません。
　ただし、レメディーをとると眠くなる場合もありますので、車の運転前は避けたほうがよいでしょう。
　もしある時間帯になると不調になるという傾向がある場合、その時間帯にレメディーをとったほうがよいことはありますが、あまり神経質になる必要はありません。

◇もし事故やけがをした場合は、早ければ早いほどよいと言えます。
　例）・頭を強く打った　⇒　すぐにArnica 30C をとる
　　　・捻挫した　　　　⇒　すぐにRuta 30C をとる

◇急性の症状の際も、できるだけ早く、適切なレメディーで対応したほうがよいでしょう。そして、その後リピートする必要がある場合は、適当な間隔（例1、4、6、12時間ごと、毎日など）をおいて繰り返します。
　例）・何となく風邪をひきそうな感じがする
　　　　　⇒　その場でAconite　30C（200C）をとる
　　　・子供が耳から膿を出して痛がっている
　　　　　⇒　その場でPulsatilla 30C（200C）をとる

◇慢性的な症状の場合は、急ぐ必要がないので、時間帯を決めて何日間かリピートするのがよいでしょう。
　例）・慢性的な蓄膿の症状を持っている
　　　　　⇒　夜寝る前にKali-bich 30C 1粒を1週間繰り返す。
　　　・兄弟間の嫉妬がある
　　　　　⇒　夜寝る前にHyoscyamus 200C 1粒を2～3日繰り返す。
　　　（※このように200Cのリピート回数は、2～3回程度が目安と
　　　　なります）

30Cのポーテンシーとはどれくらいの強さですか？

　ポーテンシーとは、希釈震盪の程度を表しますが、刺激の深さと考えてもらえば分かりやすいと思います。病因の深さにもさまざまあり、その深さに応じてポーテンシーを使い分けます。
　通常、英国の家庭で使われているポーテンシーは、6C〜30Cです。
30Cのポーテンシーは、10の60乗倍（0が60個続く数字）希釈ですが、10の24乗倍希釈で、確率的には原物質は1分子も入っていないことになりますから、30Cでは、原物質はまったく入っていないと言えます。
　ポーテンシーが低いほど、物質的、顕在的な部分への働きかけが強くなり、ポーテンシーが高いほど、非物質的、潜在的な部分への働きかけが強くなります。30Cというポーテンシーは、低いポーテンシー（6C以下）と高いポーテンシー（200C以上）の間のポーテンシーです。低くもなく高くもないというポーテンシーで、肉体のバイタルフォースと、感情や心のバイタルフォースの両方に働きかけますので、適用範囲の広いポーテンシーと言えます。

200Cのポーテンシーはどれくらいの強さですか？

　200Cのポーテンシーとは、高いポーテンシーに属するポーテンシーで、30Cよりも、潜在的な部分への働きかけが強くなります。
　200Cは主に、急性症状に対して使われますが、バイタルフォースがあまり複雑になっていない子供には、慢性症状に対しても使います。
　また、バイタルフォースがあまり複雑になっていない子供は、根本体質に適合する200Cのレメディーをとることで、多くの病気を押し出すことができます。普段から自分の子供を観察し、キッズキットの中で、どのレメディーのタイプなのかを把握しておくことが大切です。

30Cのレメディー（36レメディーキット）と200Cのレメディー（キッズキット）は、どのように使い分ければよいですか？

　36レメディーキットもキッズキットも、基本的に急性症状に適合するレメディーキットとなっています（※慢性症状は、専門のホメオパスに相談してください）。
　急性症状に対し、36レメディーキットとキッズキットの中から、最も合うと思われるレメディーを選択し、使ってみてください。
　30Cと200Cの両方があるレメディーに関しては、初めに30Cのレメディーを2回ほど使用して、変化が見られないときは、もう一度症状を見直し、やはり、そのレメディーが合っていると思われる場合に、同じレメディーの200Cを使ってみてください。また、36レメディーキットの30Cレメディーを使用して、一時的に良くなるものの、また症状が戻ってくる場合は、同じレメディーの200Cを使ってみてください。

レメディーを1回に2粒とるとどうなりますか？

　レメディーは薬と違い、2粒とると量が2倍になり、効果が2倍になるということはありません。基本的に、1回に何粒とっても、1回は1回の刺激と考えます。ですから、子供が1ビン一気に全部飲んでしまったとしても、特に問題はありません。
　レメディーは、自然治癒力を発動させるためのスイッチですから、1回に1粒とっても2粒とってもスイッチを入れることに違いはありません。ただし、リピートは、刺激を繰り返し与えることになりますから注意してください。大事なことは1回にとる量よりも、リピート回数ということになります。

繰り返す(リピート)回数は何回がよいですか？

　リピートする回数は、症状や人によってさまざまです。また、使用するポーテンシーによっても異なります。

　基本的に、レメディーを1粒とって症状が好転もしくは悪化したら、それ以上とる必要はありません。

　慢性的な症状に対しては、ある程度リピートするのが普通です。
それは、繰り返しバイタルフォースを揺さぶらないと、なかなかバイタルフォースが活性化しないという現代人の特徴があるからです。

　レメディーは、自然治癒力を発動させるためのスイッチだと言いました。しかし、長い間使っていないと接続がうまくいかず、スイッチを何度かカチャカチャ入れ直すことで明かりが点灯することがあるように、何度かレメディーでバイタルフォースを揺さぶることで、はじめてバイタルフォースが動き出す、ということがあるわけです。

　プラクティカルホメオパシーでは、慢性的な症状に対して、意図的に低いポーテンシーで長く使用する手法を用いることがあります。

　これは、急激な変化を受け容れることができない現代人の弱さや、症状の複雑化が背景にある場合に使う方法です。逆に、高いポーテンシーのレメディーを使う場合、あまりリピートしないのが普通です。

　クラシカルホメオパシーでは、1種類のポーテンシーの高いレメディーを1回だけ投与する方法を用いており、リピートしません。

　もちろん、子供や動物のように1回だけで好転に向かうケースもありますが、複雑な心身を持つ私たち現代人にはこの方法は適していません。

　特に急性では、症状に変化が見られなければ、いろいろとレメディを変えて様子を見る必要があります。

　レメディーのリピート回数の目安として、以下に例を挙げます。しかし、これはあくまでも参考例ですので、症状の変化や状況に柔軟に対応するようにしてください。

　慢性的な症状は、専門のホメオパスに相談することをお勧めします。

●一刻を争う急性症状(事故、けが、等)
例:大ケガをして血がドクドク流れている。救急車を待っている状況。
1〜5分ごとにArnica 30Cをリピート、精神的ショックを受けている場合は、Aconiteの30C、200Cも必要に応じて使用
例:高熱で、熱性痙攣を起こしそうな雰囲気(熱性痙攣参照)
Belladonna　200Cを5分ごとに3回リピート。症状に変化がなければ、Gelsemium、Cuprum、Pyrogen、Stramonium等レメディーを変えて使用

●突発的な急性症状(食中毒、激しい咳、激しい痛み、等)
例:突然腹痛が起こり下痢や嘔吐をした。
症状の程度により、5〜30分ごとに3回ほど、30Cもしくは、200CのArsenicumをリピート、症状に変化が見られない場合、Veratrum-alb等、レメディーを変えて使用

●突然の急性の症状(下痢、咳、痛み、等)
例:耳が痛いと言って子供が泣き叫ぶ。
30分〜1時間ごとにリピート(Puls.Cham.Hep-s.Merc.Silicea等)
その後、耳の炎症が治るまで、必要なら1日2回ほどとる。

●急性の症状(微熱、等)
例:30Cのレメディーを使う場合　1日2〜3回で3日間ほどリピート
例:200Cのレメディーを使う場合　1日2回で2日間ほどリピート
(いずれも、とり切る前に症状が改善したらストップする。症状が改　善しない場合は、レメディーを変えて使用)

●慢性的な症状
　30Cのレメディーを使う場合　1日1粒で、5〜7日間リピート
200Cのレメディーを使う場合　1日1粒で、2〜3日間リピート
慢性的な症状が治癒する場合、一旦擬似的悪化が生じることがあり、場合によってはそのケアをする必要も出てきます。急性の症状が出てきたり、症状が変化したときには、その症状に合ったレメディーで対処する必要があります。

続けて何種類かのレメディーを試してよいのですか？

クラシカルアプローチでは、1種類のレメディーを1回とって待つ、という作業をします。しかし、もしレメディーが適切でない場合には、相談者を苦しみの中に置き去りにしてしまうことになります。ですから、急性の症状なら、同じレメディーを2〜3回使用し、様子を見て、好転も悪化も起こらないようであれば、レメディーの種類を変える必要があります。

候補のレメディーが幾つかあったら、2種類ほどに絞り、交互に繰り返し与えてもよいでしょう。いろいろな角度からバイタルフォースを揺さぶる手法はプラクティカルなアプローチですが、複雑な現代人の心身に対しては、欠かすことのできない手法だと考えます。

同時に2種類のレメディーをとってもよいですか？

クラシカルアプローチでは、1種類のレメディーを1粒とって待つということが原則としてあり、同時に2種類のレメディーをとるべきではない、となっています。同時に複数のレメディーをとることは、それぞれのレメディーが影響し合う可能性も考えられるので好ましくありません。どれくらいの時間をあければよいかということは、状況とレメディーによって異なります。命に関わる緊急時には、1分も待たずに異なるレメディーを与えなければならない場合もあります。

同時に複数のレメディーをとるべきではないと言いましたが、英国のプラクティカルホメオパシーでは、複数のレメディーを意図的に同時にとる場合、また、複数のレメディーの効果を狙って一緒にとる場合もあります。

病因が複雑に絡み合っている現代人にあっては、1つのレメディーを患者の全体像にマッチさせることが難しいケースもあります。また、コンビネーションにすることによって、臓器や組織レベルのバイタルフォースに有効に作用することが知られています。これは、十種類以上ものレメディーを混合した「コンプレックスレメディー」とは異なります。数種類程度で、しかも、調和（ハーモニー）の取れるような組み合わせでなければ、同種（ホメオパシー）とはなりません。

英国のプラクティカルホメオパシーにおいても、異なるレメディーを同時にとらないことが基本としてあります。しかし、その原則に盲目的にとらわれているわけではない、ということです。
　英国のプラクティカルホメオパシーは、クラシカルの方法論にとらわれず、人間をフラクタルな階層でとらえ、必要な階層へ、それ相応のポーテンシーとレメディーで総合的に対処するアプローチです。

悪化が起こると聞いたのですが…？

　複雑化していない急性症状にレメディーを使用した場合、通常、悪化が生じることなく好転します。これは生命というものが、緊急的であればあるほど、強い自然治癒力を発動するということと関係します。
　また、子供や動物のケースでは、比較的短時間（短期間）のうちに健康を取り戻すことも多いのですが、慢性的なケースでは、一時的に疑似的悪化が生じることがあります。
　レメディー自体、体に悪いものではありませんし、レメディーが、体や精神に悪い影響を与えるということもありません。しかし、自然治癒力が発動すると、体は中に溜まっていたものを排泄しようと働き始めます。例えば、鼻水や汗などの分泌物が増えたり、尿量が増えたり、下痢をしたり、皮膚に発疹ができたりなど、人それぞれに異なった方法で体毒を出そうとします。また、長い間心の中に溜め込んでいた感情が出てきて、泣き出したりすることもあるかも知れません。
　これは、必ずこのような擬似的悪化が起こるということではなく、本来の健康なバランスを取り戻すために必要なら、そのような変化が生じる場合もあるということです。特に、過去に症状を抑圧した経緯のある人は、治癒の過程で抑圧した症状が戻ってくることがあります。また、急性症状から慢性症状へ移行した人は、治癒の過程で急性症状が戻ってくることもありますから、専門のホメオパスに相談することをお勧めします。自然治癒力の働きとは、自分を自然体に戻す働きです。ホメオパシーにおける治癒の方向性を理解しておくとよいでしょう。

治癒の方向性とは？

　ホメオパシーの、治癒の方向性の法則は、ハーネマンの弟子であるヘンリングが確立したもので、下記の5つがあります。
　①〜⑤の方向に沿って症状が移行している場合、バイタルフォースの滞りや体内毒を、自然治癒力が押し出そうと働いていることがうかがえます。

①上から下へ（症状が手足などの末端へ移行している場合）
　例）顔や首にあったアトピーが手足に移行している。

②中から外へ（体内の症状が体外の症状へ移行している場合）
　例）腎臓の機能が悪かったが、皮膚が痒くなった。

③心から体へ（心の症状が体の症状へ移行している場合）
　例）・分裂症で風邪もひかない人が風邪をひいた。
　　　・頑なな心が解きほぐされリラックスし、皮膚に発疹が生じた。

④重要な器官からより重要でない器官へ
　（臓器等の重要器官の症状が、他の重要でない部分の症状へ移行している場合）
　例）肝臓の痛みはなくなったが、痰が出る。

⑤逆順序の法則（以前患っていた症状が戻って来ている場合）
　例）・過去に抗生物質で治療した膀胱炎が、戻ってきた。
　　　・子供のころ、打撲した際の痛みが戻ってきた。
※きちんとかかり切っていない場合は、症状が戻ってきます。

適合しないレメディーをとった場合どうなるのですか？

　レメディーによって自然治癒力が発動するのは、レメディーのパターンと病気のパターンが共鳴するためです。もしレメディーのパターンと病気のパターンが違っていたら、共鳴することもなく、自然治癒力も発動しません。人は何に心動かされるかと言うと、真実に動かされます。基本的に自分にないものに心動かされることはありません。
　同様に、病気に適合しないレメディーをとった場合、レメディーの作用する部位がないのですから何も起こりません。ただレメディーの波紋が通り過ぎていくだけです。
　ただし、非常に敏感体質の人の場合、レメディーの波紋をプルービングしてしまうケースがありますが、たとえプルービングしてしまったとしても、レメディーを続けてとらなければ、一過性のものとして通り過ぎていくだけです。
　レメディーにおいては、原物質がなくなる程薄められていますので、安全で副作用もなく、赤ん坊や妊婦さん、虚弱なほうでも安心してご使用いただけます。

レメディーと薬を併用しても大丈夫ですか？

　物質的な薬と、非物質的なレメディーは、作用するところが異なりますので、基本的に薬をとることでレメディーの作用がなくなるということはありません。しかし、レメディーによって自然治癒力が発動したとしても、それによって生じる好転反応としての症状を抑圧する薬をとれば、結果的にレメディーの作用を打ち消すことになります。
　レメディーを使用する際には薬をとらないほうがよい、と一般的には言えると思いますが、だからと言って薬を使用してはいけない、ということではありません。命に関わる救急的なことが起きた場合、即効性のある薬を使う必要もあるでしょう。
　先程も言いましたように、薬とレメディーは作用するところが違いますから、薬と同時にレメディーを使うことに躊躇する必要はありません。
　急性の場合、適切なレメディーであれば、自然治癒力を発動させて速や

かに健康を回復させるでしょうし、適合していなければ、何も起こらないだけです。

　慢性の場合は、レメディーによって発動した自然治癒力がもたらす好転反応が生じる場合があります。しかし、それが薬の作用と拮抗的に働いていなければ、薬を使用していたとしても、レメディーの働きによる自然治癒力が妨げられることはありません。

　長い間、薬を使用してきた場合、心身がその薬に依存もしくは適応していますから、急激にその薬を止めることは好ましくありません。その場合、はじめは薬とレメディーを併用するようにします。そうして徐々に自分の自然治癒力を取り戻し、薬に依存しなくてもすむようになるのが理想と言えます。

　　　レメディーで対処すれば、病院に行く必要はありませんか？

　大ケガをしている状況では、すぐに救急車を呼ばなければなりません。心臓発作や生命に関わる危機的状況では、やはり救急車を呼ばなければなりません。また、パックリと傷口が開いていたり、複雑骨折していたら、病院に行かなければならないでしょう。しかし、救急車が来るまでにレメディーを与えることで、危機的状況を回避する可能性が高まると同時に、回復を早める可能性も高まります。

　たとえば、頭を強打した場合、Arnica（アーニカ）をすぐにとったかとらないかでは、後遺症も含めたその後の回復に大きな影響を与えます。ちなみにArnicaは、打撲のトラウマを解放する素晴らしいレメディーです。しかしこのような危機的状況では、レメディーだけに頼ることはできません。

　同じように、危機的状況でない急性の症状の場合でも、レメディーだけで大丈夫と保証はできません。いろいろとレメディーを試してみても、どうしても熱が下がらない状況では、「薬を使わないように」とは言えませんし、医師等の専門家に診察してもらうことも必要かもしれません。

　しかし、自分の自然治癒力を信頼せず、レメディーを使ってみることもなく、最初から症状を抑える薬を使用するという現在の状況には疑問があります。そのように不必要に薬を入れたり、症状を抑圧することで、自然治癒力が弱くなり、症状を自分で追い出せなくなり、ますます薬に頼らなければなら

なくなるという悪循環が生じている部分もあるからです。本来何も頼る必要はないのですが、この悪循環の鎖を断ち切るためには、ホメオパシーが必要であると考えています。

　人工的なものにあふれ、不自然さをたくさん抱えているこの時代だからこそ、ホメオパシーが必要だということです。

　どんな状況でも、できるだけレメディーを使用するようにお勧めしますが、だからと言って、病院に行かないようにとか、薬を飲まないように、ということを勧めているわけではありません。必要であれば、病院に行かなければならないでしょうし、薬もとらなければならないでしょう。しかし、それと同時にホメオパシーをやっていけない理由はどこにもない、ということです。

最後に

　ホメオパシー療法では、本当の健康を取り戻す過程で、過去の解決していない心身の問題が戻って来たりすることもあり、ご自分への信頼が何より大切となります。ご自分あるいはご家族の判断により、医師等の専門家への相談が必要と思われる場合は、これを制限するものではありません。

　ご自分やご家族の方々が納得できる形で、それぞれの方に合ったペースでホメオパシーを続けられ、ご自身本来の自然治癒力を取り戻されることを願っております。

マテリア・メディカとレパートリー

　ホメオパスが片時も離さず手元に置いている書物が2つあります。それがマテリア・メディカとレパートリーです。いろいろなマテリア・メディカがありますが、ホメオパシーのマテリア・メディカが唯一本当のマテリア・メディカ（薬効書）と言えます。ホメオパシー以外のマテリア・メディカは、どんな症状を抑える力があるかに基づいて書かれているのに対し、ホメオパシーのマテリア・メディカは、どんな症状を惹起する力があるかに基づいて書かれているからです。ある症状を惹起する力のあるものだけが、その症状を根本的に取り去る力を持っています。どんな症状を惹起するかについて書かれたマテリア・メディカは、そのまま、その症状を取り去る力について書かれているということで、こうして書かれたマテリア・メディカだけが唯一真実のマテリア・メディカなのです。ホメオパシーのマテリア・メディカは、個々のレメディーをプルービング（レメディーをとってどんな症状が生じるか観察すること）して生じた症状が詳細に書かれており、要するにレメディーから見る症状の辞典です。マテリア・メディカには、各レメディーの精神的特徴・肉体的症状、基調（悪化する要因や原因、好転する原因や要因）、作用する器官や組織等が細かく書かれています。ホメオパスはマテリア・メディカに精通しなければなりませんが、数千種もあるそれをすべて覚えることは不可能ですから、レパートリーが必要になってきます。マテリア・メディカが＜レメディーの症状が書かれた薬効書＞であるのに対して、レパートリーとは＜実際の症状から最適なレメディーを見つけるための辞典＞です。症状からレメディーを検索できるようにレパートリーが編纂されたのです。例えば"高熱だが手足が冷たく赤い顔の症状"で検索すると、Belladonna等が適合するレメディーであることが分かります。しかしレパートリーだけでレメディーを選択することは早計と言えます。最も効率的に最適なレメディーを見つける方法は、患者の症状像に基づいて、レパートリーからある程度レメディーを絞り込み、マテリア・メディカで確認するという方法です。マテリア・メディカとレパートリーは最適なレメディーを選択する際に、相互に補完し合うものです。

第3章　予防接種の害

（第7章　子供のかかる病気　参照）

　予防接種の導入によって、子供のかかる病気にかかって死亡する人の率が減少したのではなく、どの種類の子供の病気においても、予防接種の導入以前にすでに、予防接種導入後の90％以上にまで死亡率が下がっていた、という調査結果が出ています。予防接種を導入しなくても、子供のかかる病気で死亡する人の減少率は、現在以上のものとなる流れの中で、予防接種が実施に移されたということです。
　逆に、予防接種をしたことで、病気が広がった例がたくさんあります。再び流行っている結核も、BCGによって引き起こされている可能性があります。
　また、予防接種をした人は、しなかった人より後々その予防接種した病気にかかる確率が高くなっている、という現実があります。
　これは予防接種したことによって、その病気の素因を埋め込み、これを押し出そうと同種の病気を引いてしまい、かかりやすくなるからだと思います。
　私の患者さんの中にもこんな人がいました。子供のころは、なかなかツベルクリン反応が陽性にならず、何度もBCG注射をして、中学生になってやっと陽性になった。今35歳になり、結核と言われ驚いている。
　また、最近4歳の子供がBCGの予防接種を受け、この後すぐ父親が肺結核にかかり、今彼は結核病棟に入院中です。これは何かのかたちで、子供の受けた予防接種のBCGが父親に入ったためかもしれません。
このような悲劇を避けるためにも、予防接種は受けないほうが賢明です。
　これ以外に、予防接種はその副作用がたいへん問題になっています。
　多くの医師が、予防接種の害とその有効性に疑問を投げかけています。予防接種と、それによって生じている可能性のある病気の関連性を突き止めるには、膨大な時間と調査が必要でしょうが、私のところに来る子供たちからも、予防接種後に体調が悪くなったという話をずいぶん聞いてきました。次に示す病気は、最近増えているものであり、そして予防接種した後に起こることが多いのです。以下のものが、予防接種の副作用と思われます。
　さまざまなアレルギー、多動、脳炎、髄膜炎、熱性痙攣、アトピー、喘息、気管支炎、慢性耳垂、中耳炎、鼻炎、子供のリウマチと関節炎、子供の糖尿病、学習能力不足、忍耐不足、キレる、チック症、自己破壊、自己卑下、過

食、拒食、自己免疫不全…。

　と、最も治癒し難いものばかりです。治癒し難い理由は、それらが自然発生した病気ではなく、人工的に作られた病気なので、同種のレメディーを自然の中に見つけることがなかなか難しいからです。

　ホメオパシー的に考えると、予防接種を受けることにより淋病マヤズムが立ち上がり、さまざまな疾患を作り出しているように見えます。淋病マヤズムは、考え方を頑固にし、執着と欲の中に没頭するため、最後には人を恨み憎み、殺したくなります。現代の家庭内暴力や家庭外暴力のほとんどは、この淋病マヤズムによるものと考えています。

　およそ、人生で受ける汚染の一番は予防接種、薬からの害がトップだと言えるでしょう。それは、ホメオパシーの父、ハーネマンが200年前に既に危惧していたことでもありました。

　ハーネマンの書『オーガノン』§76から紹介します。

「自然から来る病気に関してのみ、神は我々にホメオパシーを通して、救済される手段をお与えになっている。

　だから有害な治療（※75）によって引き起こされた衰弱は、もし生命力それ自身が既に余りに弱められていない場合に限り（背景にあるいくつかの慢性マヤズムを除去しようとすることで得られる適切な助けを伴って）、バイタルフォースそれ自身によって救済されなければならない。しかし人工的な毒を出していくには数年を要する。

※75　有害な治療の結果、患者が後に死んだならば、しばしば元の病気のためだったと説明されてしまうことが多い。」

　予防接種は、バイタルフォースの回転力を小さくし、病原体や環境の悪影響を跳ね返す力を弱め、それらの悪影響を受けやすくしてしまいます。そうして、病気を押し出すことができず、自己の一部として受け入れ、ますますバイタルフォースが弱くなり、流れが複雑になっていきます。

　ある35歳の女性は、妊娠前に風疹の予防接種をし、それから1年後に、重いはしかにかかりました。病院ではしかを治療（抑圧）し、あたかも治ったかのようでしたが、その2年後には左側の乳ガンになり、私のところへ来られました。このケースは、風疹の予防接種をしたことにより、さらに重い病気であるはしかを引き寄せ、それも抑圧した結果、さらにより重い病気＝ガンになってしまったのです。

アメリカのホメオパス、ロビン・マーフィー氏は、予防接種を受けるという行為は、ロシアンルーレットをしているのと同じあり、正気の沙汰ではないと言っています。

　イギリスにおいては、病院や医者は、自分の受け持つ70％の家族が予防接種を行えば、ボーナスをもらえるシステムになっています。そして、70％以上になるとさらにボーナスがもらえるために、悪いと分かっていても、どうしても病院や医者たちが予防接種を止めることができなくなっているようです。本当に残念ですが、これが実状です。

　以前から、日本でキッズキットを出すかどうか迷っていました。いろいろなことを考え、悩みました。子供を持つ親の気持ちを考えれば、一刻も早く出したいと思いましたが、これを出すことによってホメオパシーやホメオパスに対する圧力や嫌がらせはすごいことになるだろうと思っています。しかし、もう止めることができないほどの流れがありました。皆さんが早く気付くことを願ってこの本を書いています。

　要は、自然に任せ、子供のかかる病気にかかったら、かかればよいのです。子供のかかる病気とは、神の恩恵なのです。これらにかかり切ることにより、バイタルフォースが活性化し、根本的な弱さの大掃除ができ、強い子供たちが作られていくのです。

　予防接種の有効性とその深刻な害について明確になるまで、今後10年以上、否、もっとかかるかもしれません。しかし、これを待っているわけにはいきません。

　予防接種を行うことによって、より重い病気が引き起こされているという事実　ーそれは、予防接種のレメディーや薬害のレメディー投与によって、子供たちが一様に激しく反応することから分かりますー　があるからです。子供たちの健康を維持するには、予防接種を導入するのではなく、環境面での、より一層の改善が必要なのです。それは、むやみやたらと抗菌剤、抗生物質、抗ウイルス剤などを使うのではなく、空気の流れ、水の質をよくし、なるべく太陽の当たるような暮らしを進めていくことだと考えます。

　予防接種での皮下注射というのは、とても不自然なものです。本来の道筋を通らず、突然真ん中に入って来た菌を、どのように体は追い出すことができるでしょうか？　それを持ったまま適応するしかなくなり、バイタルフォースの歪みとなってしまいます。たとえると、仕事が終わって家に戻り、鍵を開け

て家に入り、やれやれ今日もよう働いた、と、ふと床の間を見ると誰か知らない人がちょこんと座っている、というのと同じです。

そして、まあまあ、座りなさいと言って、まるで自分がそこの主人であるかのように振る舞っています。玄関から入って来れば門前払いするでしょうが、こうなると追い出すのに非常に苦労するし、完全に追い出せず、居候する形になってしまうかもしれません。

しかしそうなると、この非自己が住んでいることで、他の非自己を受け容れやすくなってしまいます。

子供のかかる病気に一つもかかっていない、または一つしかかかっていないと、将来的にガンになる可能性が非常に高いのです。だから、子供のかかる病気にかかってないと、ホメオパシー的には、レメディーはCarcinosin（カーシノシン／がん細胞）しかありません。

それ以外に、子供のリウマチ性関節炎、子供の糖尿病は、予防接種の害に適合するレメディーでずいぶん良くなった経験をしています。

インドの国は貧富の差が激しいと言われ、まだまだ未開国だと言われていますが、本当にそうかどうか分かりません。インドの医者と言われる人々というのは、日本で言ういわゆる医者ではなく、ホメオパスのことです。医療の90％がホメオパシーに頼っています。

インドには、チフスや赤痢、毒虫、毒蛇など、日本では見られないようなケースが山ほどあり、ホメオパスとしての腕を磨くには、1年ほどインドで修行したほうがよいと思われるほどです。

マハトマ・ガンジーが「ホメオパシーこそが真の治療法である」と言いましたが、ホメオパシーは、衛生面で遅れているインドで肉体と精神の健康に大きく貢献して来たと思います。インドは第三の目が開いている国なのでしょう。

子供のかかる病気にはできるだけ自然にかかり、かかったらホメオパシーで対処するのが一番よい方法だと思います。そして、自分でできないときには、ホメオパスたちが助けになってくれます。

※キッズキットや36レメディーキットで子供のかかる病気に対処してみても、なかなかうまくいかない場合は、ぜひお近くのホメオパスに相談されることをお勧めします。彼らは薬害出しやマヤズムにも精通しています。複雑な症状にはこのような処置が必要となります

（2001年1月1日）

以下に、2002年11月10日に熊本にて行った講演「予防接種と出産」より、一部を抜粋して掲載します。

　まず、今回"予防接種"をお聞きにおいでになった方というのは、手をあげて（パラパラと手があがる）。そうでもないのか。でも、これも大事よ。産婆さんにとっても、知っておいたほうがいい。私が一番困るのは、産婆さんが「予防接種をしたほうがいいよ」と勧めたり、「フッ素を歯に塗ったほうがいいよ」と勧められると困るんだわ。町の女医というのは、どちらかというと産婆の役目なんですよ。「だんなが殴るんです」という相談も受けるわけでしょ、産婆さんというのは。人生相談やどう生きるかといったことも教えなければならないですしね。ですから産婆さんは、何が本当に正しいこと、自然なことかということを分かって、正しく指導できなければならない。予防接種もどれだけ体に悪いかということを知っていたほうがいいわけです。ただ、体に悪い、悪いというだけではだめなんで、なぜ悪いかというのを今日説明したいと思うわけです。

　予防接種というのは厚生労働省が1994年に、＜義務＞から＜努力義務（勧奨）＞に変えたことは皆さんご存じでしょうか？　＜義務＞というのは、せねばならないという法律です。＜努力義務（勧奨）＞というのは、するように勧めるというもので、強制はしないということです。ですから予防接種を自分の子供に受けさせたくないと思えば、受けなくてもいいんですね。選択する権利は親にあるわけです。でも任されても予防接種に対する知識がない場合、結局、皆が受けるからとか、子供が病気になったらたいへんだからという理由で受けさせてしまうわけです。

　お医者さんに聞いても誰に聞いても「そりゃ、受けたほうがよいに決まっている」と言うわけですね。それに、一人だけ受けないとなると村八分にされてたいへんなことになってしまうわけです。本当ですよ。何でお前だけ受けないんだって、お前んとこの子供も注射しろって感じなんですね。

　うちの息子も娘も、一本も予防接種を受けてないんですけれど、（英国で）あなたのところはなぜしない、どうしてしない、宗教上しないのかなどとGP（ホームドクター）や学校、近所の人にしつこく言われ結構たいへんでした。結局予防接種を受けないという理由で、GPから二度と来るなと言われたわけです。予防接種を受けないならGPをやらないと言われても、子供に不必要なものを入れさせたくないという思いは変えようがありませんでした。だから

私たち家族は主治医を持てなかったんです。英国もなかなかすごいですが、日本に来て話を聞くと同じように、家族、近所、学校、保健所、お医者さんのほうから予防接種を受けさせようとするいろいろな圧力があって、受けないことを貫き通すのは結構たいへんのようです。しないことで軋轢、というよりも村八分にされちゃって、えらいことになるんだ。本当はホメオパシーで全部やりたいと思っているんだけれど、このままいくと私は友達が一人もいなくなると言って泣いて私のところに来た方もいました。本当なんですよ。世間一般の人は自立しようとしている人を嫌う傾向があるみたいですが、自分たちの価値観が覆されてしまう恐怖が根底にあるんじゃないでしょうか。何事もなく平穏無事に生きることを望んでいる人より、人生につまずいて問題を抱えている人のほうがホメオパシーと出会って根本的に変わっちゃうなんてことはよくあることでね、何がいいかなんてことは本当に分からないですよ。話を戻すけど、予防接種の害と無意味さを心底確信できなければ、世間の風潮に流されてしまう。けれど心底確信できれば、何があっても動じないわけです。

　本当に心底確信するには、ホメオパスになって自分の目で見るしかない。でも正しいことを聞いて正しいと感じる能力があればそれでもいいと思うんですね。心が自然体に近ければ何が自然かということは自ずとわかると思うんです。

　だから予防接種を勧める・勧めないというのは、本当にあなた方の生き方、考え方そのものを表しているんですよ。症状をどう考えるか、子供のかかる病気をどう考えるか、生きるということはどういうことか―こんなことと関係してくるわけです。

　予防接種をしないと私たちはえらいことになる、怖いんだという、プロパガンダといいますか、宣伝にどっぷり浸かっている方々というのは、頭では予防接種は悪いと思っていても結局予防接種をしてしまうわけです。でも私はそういう人に無理にやるなと口を出すことはしません。人の信念に対して、そこまで口出しをすることはできないのです。人は自分の意志で何かを信じる権利があるし、いろいろな宗教を好きになる権利がある。もしその権利を無視して、何かを押しつけようとしたら、それこそ悪い意味で宗教になってしまう。ホメオパシーはすばらしいとか、予防接種はまったくすばらしくないとか自分の信念に基づいてそれを言う分にはよいと思うけど、だからといってそれを人に押し付けない、ということが予防接種で相談に来られた方に接していく基本

です。逆に言えば、予防接種を盲信するように私たちに強要してくる今の状況は、予防接種というものが悪い意味で宗教になってしまっていると言えます。だから、予防接種というものを固く信じている人は、信じない人を攻撃してくるわけです。たくさんの人が信じることに価値がある、たくさんの人が信じていればいるほど安心できるから。だから反対する人を自分の味方にしなければならないんですね。自分の手の内に入れようとするわけです。予防接種が悪いと知っていても、無理に説得しようとやっきにならないことです。あんまりしつこくやると友達なくすからね。ただ事実は事実として伝えることは大切だと思うんです。それで第三の目が開いているような人や、聞く耳をもっている人であれば、すぐに分かりますから押しつけなくていいんですよ。

　さて、何がいけないかということですね。私たちがやる予防接種の中には何が入っているのか。特にジフテリア、破傷風、百日咳という三種混合のDTPというのがありますね。その中に入っているのを申し上げますと、ホルムアルデヒド、ホルマリンのことですね。有機水銀、リン酸アルミニウム。こういうものが入っています。なぜこんな毒物が入っているのかというと、一つは防腐剤の役目です。日本脳炎、DTP、日本脳炎、インフルエンザHA型、B型肝炎のワクチンで使用されています。特に有機水銀は、DTP、インフルエンザHA型、B型肝炎のワクチンで多量に使われています。

　防腐剤以外のもう一つの目的は、抗体を作らせるためなんですね。ウイルスや細菌だけでは、体は抗体を作れないんです。どうしてかというと、これは体にとって自然なものだから、これだけでは体は抗体を作ってくれない。抗体が作られないと予防接種は失敗と判定される。だからワクチン会社は、体が抗体を作るようなものを作らなければならいんだけど、そのためには、ウイルスや細菌だけではだめで、水銀だとかアルミニウムだとかいう毒を一緒に入れなければならないんですよ。これが予防接種の中に毒が入っている理由です。ウイルスや細菌は体にとって自然だと言ったけど、たとえば誰の腸の中にも、ポリオウイルスがいるんですね。ただ、それが発症しないだけ。ポリオウイルスが発症するためには、ポリオワクチンを摂取して腸内細菌のバランスが崩れ、免疫が著しく低下しなければならない。だから、ポリオワクチンをとることで、ポリオになるんです。アメリカのロビン・マーフィーは「今どきポリオにかかるのは、ポリオワクチンをとった人だけだ」と言っているんですね。ポ

リオが生ワクチンだということも理由の一つです。

　そして肝心な点は、抗体というのは、免疫の指標とはならないということだ。抗体がなくても免疫を持っている人もいれば、抗体があっても免疫のない人もたくさんいるわけです。抗体がないから危険だ、というプロパガンダは誇張であり真実ではないんですね。予防接種をして体が抗体を作ったとしても、抗体と異物が一緒になったものを押し出すことができなければ、それは、体にとどまり続けるんです。この異物を押し出す免疫力というものを獲得するには、数年かかる。だから、生後1年以内に予防接種をするなんて本当はとんでもないことなんですね。

　それから抗体というのは、体の非常事態に作られるもの、血液中まで侵入した毒物に対して取る手段なわけです。そうなると、通常の免疫、T細胞（ヘルパーT細胞）というのが大きな役割を果たしているんですが、抗体が作られるときというのは、そのT細胞の働きが抑圧されるんです。どうしてかというと、抗体を作る働きとT細胞の働きは役割が違うから。本来ならば、血液中に直接異物が侵入するなんてことはない、だけど予防接種では直接血液中に異物が侵入する、それに対して体が一生懸命抗体を作る、だけどT細胞は学習していない。免疫のすべてが抗体を作ることに力を注いで、T細胞の働きは抑えられるんです。それでもT細胞が学習していれば、T細胞が抗体とくっついた毒物を認識して排泄することができるんですね。

　だから、抗体は作られるけれど、免疫はないという状況になるし、抗体を作ることに免疫のエネルギーが注がれてしまっているから、外から侵入してくる異物に対して無防備になってしまう。いわゆる免疫力が低下した状態になる。だけど体の中では一生懸命闘っているわけです。闘っているけれど、それが毒物の排泄につながらない。こうして、やがて慢性疲労症候群や免疫不全の問題になってくるんです。皆さん、エイズっていうのは、エイズウイルスがないんですよ。抗体だけがたくさんあってウイルスはないんだよ。だから何がエイズを引き起こしているかっていうと、ウイルスではなくて、抗体ばかりが作られることで、T細胞という本来の免疫機構がおろそかになっている病気なんですね。症状を抑圧するということは、毒物を体の中にとどめさせる勢いなわけです。これをどんどんやることによって、毒物がどんどん血液中に侵入してくるんですが、そうなると抗体ばかりが作られ、実際の免疫力はどんどん落ちて排泄できないという状態です。

もう一度言うけど、よくよく分からなければならないことは、抗体＝免疫という間違った考え。抗体を作るためにワクチン会社は頑張っているけど、頑張る方向を間違えている。抗体というものは、血液中に侵入した毒物に対しての最終手段で、最初から抗体を作らせようとする予防接種は免疫力を低下させるだけなんだな。抗体を作るためには、胸腺にあるT細胞を抑圧する。T細胞が抑圧されるということは、免疫力が抑圧されるということです。エイズというのは、抗体ばかりがあってT細胞の免疫力を失った状態。だから、エイズウイルスなんか探したって見つからないわけだ。血液が濁り、抗体だけがどんどんできて、T細胞が抑圧されて毒を追い出せない状態、免疫が低下している状態。これがエイズという病気です。エイズ治療は、抗体を作らせる方向ではない。抗体を作らせないで、T細胞を活性化させる方向が正しいということです。これは予防接種がやっていることと完全に正反対ですね。抗体が作られたかどうかを検査する抗体検査なんて意味がないわけです。そして無論、抗体を作らせようとする予防接種は意味がないわけです。
　抗体値だけがすごく高くて、免疫力が下がっている状態は、いかに抗生物質、予防接種、インフルエンザの注射をたくさん打ったか、あるいは症状を抑圧し続けたかという表れです。
　イギリスの方でしたけれども、私の知っている患者さんは50回も淋病にかかった。1日に3人以上の違う人とセックスをするわけですよ。そうすると淋病にかからざるをえない。そのたびに抗生物質で抑えてきたわけです。一番の問題は、彼としては愛されたいという欲望が強いわけです。この人は子供のころ、よく親に殴られたり、けられたりしていました。主に男親にけられていました。男の人に愛されるのが、彼としてはテーマだったわけです。だから次から次へと男の相手を変えて行ったのですよ。そして淋病に50回もかかって、馬のように抗生物質をとらされて、最終的にエイズになって。最初私のところに来たときには免疫が低くなっていて、ちょっとした傷なんかでも一切治らない。ゴフォ、ゴフォと咳をして。そんな感じでしたね。T細胞を抑圧されて毒を追い出せない状態。免疫が停滞している状態ですね。
　はしかの予防接種を受けました。はしかの抗体ができました。「やったー」と喜ぶわけですけど、実際何が起こっているかというと、体はたいへんな状態になっているわけです。はしかにかかれない。だってもうすでにはしかのウイルスが体の中に入っていて押し出すこともできないから、異物じゃないわ

けですよ。あるいはですね、はしかにかかれるほどの免疫力を失っているんですね。はしかに"かからない"のじゃなくて"かかれない"んですよ。はしかとういうのはですね、マヤズムという汚れをきれいに掃除してくれる、ありがたい役目があるんですよ。子供がはしかにかかることで、親から受け継いだこだわりをきれいに掃除して行くんです。だからとても大切なものなのですよ。体ははしかにかかりたがっているのに、かからせないようにしているんです。だから「予防接種はアロパシーだ」って言うんです。誰ですか？ 予防接種はホメオパシーと似ていると言って嘘をついているのは？ まったく違うものです。はしかにかかって血の汚れをきれいにすることができるんです。抗体はなくても免疫を持っている人はたくさんいるんですね。そしてはしかを予防接種で防いだとしても、思春期になってから結局かかってしまうんですね。それは体がはしかにかかれるだけの力をやっと取り戻すことができたということなんです。ただそのときは症状が激しくなって本当にたいへんです。子供のかかる病気は子供がかかるようになっているのです。それが自然で正しいから、自然に任せればよいのです。分かりますか？

　話がそれてしまいましたけれど、水銀がどれだけ入っているかというと、私たちにとって有害とされている100倍もの量が入っているわけです。水銀というのは普通、取り扱いはドクロのマークがついているんですよ。ドクロのマークってわかる？ 頭蓋骨と、その下に骨がこうクロスしているやつ。こんな猛毒が薬だって言うんですよ。何か変ですよね。ワクチンの発癌性は一度もテストされたことがないけれど、もしやったらすごいことになりますよ。すごいことになるから、一度もテストされないんですね。ホメオパシーでももちろん水銀を使っています。でもホメオパシーは10の60乗倍ぐらい薄めています。10の60乗と言ったら、銀河系を湖としたらあなたの涙1滴ぐらいの薄さだ。何にも入っていないのよ。だけど予防接種の場合は、通常毒と言われる分量より100倍も多いということですよ。それが直接皮下注射で血液中に入ってしまう、これは本当に恐ろしいことだ。血中にこれほどの量の水銀、これほどのホルマリン、アルミニウムが入ることはありえないんです。
　たとえばDTP（ジフテリア、破傷風、百日咳）の予防接種をやりますと、子供の耳がはれて中耳炎、内耳炎、外耳炎を繰り返して、切開しなければならなくなってしまう。予防接種を受けて以来そうなった場合は、この中に入って

いた水銀というものがひどく作用したということです。なぜそう言えるのかというと、ホメオパシーにはマテリア・メディカという物の性質・症状が書かれた辞書があって、そこには、マーキュリー（水銀）をとるとどうなるかが書いてあるわけです。そうしますと、リンパの障害、リンパ節のはれ、膿を作る、中耳炎、内耳炎、外耳炎という症状があることが分かるわけです。

　それでマーキュリーを処方すると反応するんですね。反応するということは、マーキュリーと同じパターンを持っていたということなんですね。そうして自分で治ろうとする力が動いて排泄が始まるわけです。

　水銀の害は、ほかに子供に奇形を作ってしまうという恐ろしさがあります。三つ口などというのも水銀の害です。それから子供がよくキレてしまう。ギャーッと怒ったりとか、刺してしまったりとか、いつのまにか暴力をふるっているという子供は、予防接種の中に入っている水銀のためにそうなっている可能性がある、ということを頭に入れておいてください。予防接種プラス歯に詰め物をした場合。だいたい思春期になりますと、どうも歯がやられるわけですよ。こういうDTPをやっていて水銀が入っている中に、またアマルガムとかいう水銀を詰めます。そうすると体内にある水銀は立ち上がります。そうするとプチッと切れるわけですよ。癇癪玉になるわけですよ。ベビーのころはかわいくて、コロコロ笑って本当にいい子だったのに、思春期になったらすごく難しくなったとか。歯の治療をして以来、体がグッタリして慢性疲労症候群になっているとか。水銀の害であるということを頭に入れること。

　それから魚介類に有機水銀が多く含まれていることは有名ですね。こうしたものを食べることで有機水銀が胃腸で吸収される。だけど、こうした水銀の量というものは、絶対量としてはそれほど多いものではないんですね。それよりも虫歯治療で使われる歯のアマルガムやワクチンに含まれている水銀が体内に入ってくる量は、魚介類に含まれる量なんかと比べものならないぐらいすごいんですね。ビタミンC（アスコルビン酸）の錠剤なんかを摂取することで、口の中に残ったビタミンCがたまって、歯のエナメル質を溶かし、アマルガムから水銀が出てくるんだけど、これがリンパ液や血液の中に入っていく。それで妊婦さんなんかだと、これが簡単に胎盤から胎児に入っていくことが知られている。

　アメリカでは、有機水銀は最初DTPだけに使われていたんだけど、1989年にインフルエンザB型、1991年にB型肝炎に有機水銀を使うようになった。

それで、1990年から小児自閉症が急激に増えだした。これは偶然ではないんです。自閉症というものが流行した原因があるわけです。その原因は予防接種である可能性がとても高いんです。そして予防接種が原因であるとして、アメリカでは今裁判になっているわけですね。

そして次のアルミニウムですね。アルミニウムというのは生活の中にあふれていますね。アルミの鍋、アルミ缶、アルミホイル。ちぎれやすくするためにアルミが入っているチーズなんかもあります。そういうものをとり過ぎているだけでなく、予防接種で血液中に直接入ってしまうわけです。アルミニウムの害としてアルツハイマーがありますね。これはホメオパシーでは昔から知られているんですね。アルミニウムが心身にどのような影響を及ぼすかということは、徹底的に調べられている。そういう意味で重金属やいろいろな物質が身体にどのような悪影響を及ぼすかなんてことは、ホメオパシーのほうがはるか先を行っているわけです。それで、アルミニウムをとりすぎると集中力が50％以下に落ちます。「おや、私、何をしにここに来たんだっけな」。またもとのところに戻らなければいけない。「あーそうだった。あっちに包丁を取りに行ったんだ」。それでまたキッチンに行ったら、また「何しに来たんだっけな」。これはアルミニウムの害だ。ボケる。このアルミニウムの方々は、人が目をかけてあげて、愛情をかけてもかけても、その愛情が伝わらない。あるお母さんが、「子供がDTPの予防接種をして以来、本当に目をかけているのに、全然そしらん顔をして意思の疎通ができないんです」と言いましたが、そういう子供になってしまう。要するに愛が分からない子供です。それからどうやっても皮膚の乾燥が止まらない子供がいます。大人でもいいですよ、ポロポロ、ポロポロ粉をふくような人。体全身がかゆくて、寒冷蕁麻疹になってしまうような方々。そういう方々はアルミニウムの害を疑ってください。軟らかい便なのに出なくて便秘してしまう人もアルミニウムです。アルミニウムを一言で言いますと代謝不足。汗をかけない。うんちが出ない、おしっこが出ない。皮膚疾患もなかなか治癒しない。そして、水を飲んでも飲んでも乾燥するような皮膚の体質になってしまいます。生まれたときには子供は、ツルツルの湿り気があってプヨプヨの皮膚だったわけですよ。三種混合のDTPを注射して以来、カサカサのザラザラになってしまい、ひいてはアトピー性蕁麻疹を作ってしまう。こういうのはアルミニウムの害が考えられます。

ホルムアルデヒドは何が悪いか。これも、とっても忘れっぽくなる。そして鳥肌・鮫肌を作ってしまう。ホルマリンは呼吸器系、喉、鼻、気管支をだめにします。ですからどうしても喘息になりかけたり、口頭炎、咽頭炎になったりとか、そうやって肺をやられてしまうのですよ。ホルムアルデヒドというのは予防接種だけじゃなくて、家の新建材だとか、皆さんが買うタンスだとかそういうものに防腐剤として入っていることが多いです。こんなものが体に直接入ってしまうわけです。喘息のレメディーをやっても治癒しないときに、ホルムアルデヒドというレメディーを出すと治癒することが結構ありました。予防接種が原因で喘息になっている場合は、ホルムアルデヒドのレメディーも重要になってきます。それと、ホルムアルデヒドは発癌物質です。

　次に予防接種の害を考えるとき、ワクチンの中に入っている異種蛋白質(人間のものではない蛋白質)が大きな問題です。どうしてこんなものがワクチンの中に入っているかというと、ワクチンを作るために菌を培養しますが、そのときに使うのが、卵、鶏肉、蛙、動物の胎児や組織なんですね。予防接種を受けるとこれらの蛋白質が直接血液に入ってくるわけです。体はびっくりして、二度とこのような蛋白質の侵入を許さないぞと警戒しまくるわけ。そして、食べ物からこのようなものが入ってこようとすると非常に強い反応を起こす。これがアレルギーの原因となるわけです。
　特に恐ろしいのはSV40というウイルス。今子供がこれにかかることが多い。このウイルスは、普通人間はかからないんですよ。猿しかかからないウイルスなんです。今のワクチンというのは、SV40をはじめ、いろんなウイルス汚染が本当にひどいんですね。そして悪性腫瘍の原因となっている。これはワクチン会社が極秘にしていることです。ですからSV40のウイルスを持っている子、すごく多いですよ。妙に高熱が出たりします。そして脊柱に入りますと、小児麻痺という形になってしまうこともある。ポリオを培養する場合には、猿の腎臓を使ってやります。猿の蛋白質、ウイルスが入っていきます。それから抗生物質も入っていきます。ポリオというのは生ワクチンなんです。活性を持っているウイルスなんですね。それで生きたウイルスを使うときは、マルチプルな大量の抗生物質が入るようになっています。だから3か月の子供のときに予防接種を受けたら、もうすでに抗生物質がこの子たちに入ってしまうんですね。抗生物質の害に合うPenicilinum(ペニシライナム)というレメディ

一がありますが、これがとってもいいんです。「この子は一回も抗生物質を注射していないし、抗生物質の薬なんかとっていないです」ってみんな言います。私たちはその子供がポリオの予防接種を受けていることを知っていますので、山ほどの抗生物質が生ワクチンに入っていますから、Penicilinumを出します。そうすると案の定すごく反応します。反応するということは、抗生物質が障害となっているという表れですから、ホメオパスたちは予防接種はよくないということを事実として実感してしまうんですね。それとポリオワクチンの中には、牛の漿液が入っています。だからポリオというのをやりますと蛋白質アレルギーというのになりやすくなります。同じ蛋白質、あるいは、似たような蛋白質に過剰に反応するようになってしまう。植物蛋白質でも似ていれば反応してしまう。予防接種の講義をしてくれた英国ホメオパスのトレバー・ガン氏は、「今のピーナッツは昔のピーナッツより強力になっていると思いますか？」って冗談を言っていました。ピーナッツが強力になったのではなく、現代人の免疫力の低下が本当の原因なんですね。腸から未消化の蛋白質が血液中に侵入して、大豆、納豆を食べるとアレルギーになるという子供たちがいますが、この子供たちというのは、ポリオワクチンをとっています。抗生物質は腸内細菌のバランスを崩し、免疫力を奪ってしまうのです。腸内細菌は免疫系の重要な部分を担っているんです。

　もう一つ、そういう蛋白質が入っているものはMMRという三種混合。はしか、耳下腺炎、風疹。これらは動物性蛋白質が入っています。これらを皮下注射することによって血中に蛋白質が入ります。血中に蛋白質が入りますので体はたまげるわけです。血中に蛋白質が直接入ることはありませんので、体の中は戦争状態になる。こうして免疫力は低下して、子供がちょっとばかり食べた納豆やナッツに反応を起こすようになってしまうわけです。これがポリオとMMR（はしか、耳下腺炎、風疹）のワクチンの害からきているということを頭に入れておいてください。だから二度とこのようなことにならないように、非常に強い反応を示してしまいます。これをアレルギーと言うのです。予防接種で免疫が下がるんですね。
　アレルギーは何であるかというのをまた考えなくてはいけないんですよ。血中に入ったウイルス、水銀、アルミニウムとか蛋白質、そういうものが入ったまま押し出せない状態、このような未解決の問題を抱えている状態をアレルギ

ーと言うのです。例えば、私は昔"男アレルギー"だったわけですよ。ずいぶん男にいじめられましたからね。働いているときは頑張れば昇進できると思っていましたが、男社会ですから、なかなか上に行けませんでした。それで男は大嫌い、特におじさん族は大嫌いでした。上司のおじさんが私を昇格させないんですね。そのおじさんが来ると、なんかソワソワして痒くなるんですよ。彼が喫っている煙草のにおいとか、おじさんのにおいとか、とっても嫌で「あんたは来ないで」って。これもアレルギーだよ。未解決な問題がある場合、そしてそれを解決することができない場合、その問題が生じたときにすごい勢いで拒絶するようになるんですね。すごい勢いで回避するようになる。これがアレルギーですね。アレルギーがあるということは、未解決な問題があるということの表れなんですね。

　食物アレルギーも、血液中に蛋白質が入っていてそれを押し出せない状態だから、それと似たような蛋白質が入るだけで、「ヒィー、また来たー、これ以上入れるなー」って過剰に反応するようになってしまう。これがアレルギーです。私も男にすごく過剰反応を示したわけですよ。でもそれが解決されたとたん、男だろうが、じいさんだろうが、平気になったんですね。皆さんも何かにアレルギーを持っていますよね。それは、自分の中に「未解決の問題があるよ」という表れなんですね。

　体の中でもそういうことをしているんですよ。蜂アレルギーの人。蜂に刺されて、キッチリ出し切ってない場合、その蜂の毒がまだ体内にあるから、もう一度蜂に刺されたときにえらい反応を起こすのが蜂アレルギーです。アナフィラキシーショックって言いますよね。

　子供の場合でも脂漏性湿疹だとか発疹が出た。軟膏を塗るんです。なんとか軟膏とか、でもちょっとここでは言えないんですが、私の勘が当たっていれば、すごく良く効くものは恐ろしい。その発疹を止めますと、今度、肺がゼイゼイして来ます。肺炎になりやすくなる。喘息になる。アトピーを止めると喘息になるよね。皮膚の問題から、より深い喘息の問題に移行する。そうすると、気管支拡張剤とか去痰剤をとるわけだ。そうしてどうなるかというと、喘息が起きない代わりに、肺の粘液が押し出せなくて、酸素を吸収できなくて窒息してしまうんだな。粘液で溺れてしまうわけです。あるいは、肺をきれいにする抗生物質をとっていく。すると出口がなくなるので今度、泌尿器系に来るわけですよ。膣炎だとか膀胱炎だとか腎盂炎だとか前立腺だとか、そういうこ

とになる。それを止めますと、腸がやられて下痢をする。大腸炎になったり、腸がおかしくなる。最終的に血液がやられるんですよ。そこまで行くまでにあなた方、どれだけの薬をとった？　皮膚発疹の薬をとり、肺の薬をとり、泌尿器系の薬をとり、腸の薬をとり。血液まで行ったときに、毒血症という名前が付くわけですよ。でも、予防接種は一足飛びに毒血症に行くのです。薬による抑圧はホップ・ステップ・ジャンプで毒血症になる。それを頭に入れなければならない。

　じゃあ、どうして予防接種を受けていないうちの子にアレルギーがあるのかって言う人がいます。それは親から問題を受け継いでいるんですね。詳しいことは、トレバー・ガン氏の講義を特別に出版することが決まりましたので、それを読んでください。すばらしい本ですから（『海外ホメオパスによるホメオパシー講義録②トレバー・ガン　予防接種は果たして有効か？』）。
　もう一度言いますが、抗生物質で腸内細菌のバランスが崩れます。そうすると腸から容易に異物が侵入しやすくなります。ですからハチミツを食べて腸から花粉が入ってしまった場合、花粉アレルギーというのを起こします。抗ヒスタミン剤で炎症を止めてしまうと、今度はそれらが大きな大きなアレルギーになっていくわけです。そうしたらもう花粉症じゃあないですよ。慢性鼻炎とか、喘息とか、もっとより深いところにどんどん進んでいくという構図がここにあります。ですからヒスタミンを出すというのは戦っている証拠です。皆さん、炎症を起こすというのはどういうことでしょうか？　例えば蜂に手を刺されました、そこがパーッと赤くなってはれて痛みました。赤くなってはれるというのはどういうことかというと、血液が患部に集中して、血管を膨張させて、赤血球や白血球を漏れ出させているんですよ。千島学説によれば、赤血球は白血球に変化しますから、こうして漏れ出た白血球が炎症部位で戦うわけです。そういうことをやっているんです。大事なことだ。はれなくてはいけないし、赤くならなくてはいけないし、痛まなければいけないんだ。痛むのは血液がいっぱいそこに集まって来ますので神経をペッタンコにしてしまうんですよ。神経がペッタンコになるから痛むわけです。赤くはれて痛んで、その構図を炎症と言います。この炎症を止めるように抗ヒスタミン剤をとりますと、こういう炎症を起こさないわけ。そうすると蜂の毒は、容易に体の中に入って行きます。炎症が起きる、血を出すということはありがたいね。熱が出るということはあり

がたいね！ 皆さん自身、これが分からないと。

　でも薬がいけない、予防接種がいけないと言っても、皆さんが「瞬時に治せ」とか「症状は怖いものだ」というのが頭にある以上、それらは減らないんですよ。症状とは何でしたか？　不調のお知らせですね。あるいはバランスを取るための排毒ですね。症状の抑圧は病気を複雑にして、心身の奥深くへ押し込んでしまうんですね。こういう考えをしっかりもっていないと、薬がだめとか予防接種がだめとか言う権利はない。そんな感じです。

　それから自然界でウイルスがアルミニウムや水銀と一緒になった姿はないんですね。これは人工的に作っているので、DNA的には分からないんですよ。そうしますと、そういうものを押し出すというか、これに向かって「怪しいぞ」というふうに見張り番を立てるわけです、常に。これは悪人かな、いや、それほどの悪人ではないのかもしれない、という判断がつかず、ただ見張っている状態です。こういう状態が、＜抗体値がすごく上がっているのに免疫ができてない＞ということです。あるいは、異物だと印は付けたんだけど、それを押し出すだけの力がない。既に体の内部に侵入してしまっていて、押し出すことができない。だから、その非自己を自己とする方向で、バランスを取らなくてはいけない。これは右の肩に荷物を背負わせてそれを降ろすことができず、やむをえず左の肩にも荷物を担いでバランスを取っているようなものです。こうして免疫力は低下していくわけだ。

　毒物とウイルスが一緒になったものに対して抗体が作られるけど、そういう得体の知れない混合物は腎臓、肝臓、関節、心臓の弁なんかに付着します。そうすると、そこの細胞が変な刺激を受けて細胞分裂するたびに少しずつ違ってくる。そうすると、そこに向かって「何かこれおかしいな」と思ってアタックし始めます。付着したところにアタックしますので、心臓弁膜症になったり、肝炎になったり、腎盂炎になったり、ネフローゼになったりする。自分が自分をアタックしている姿、自己免疫疾患と言いますけれども、その場合、一気に押し出せばいいのに、半分ぐらいしか押し出せないから、ずっとそこにアタックし続けることになる。押し出せないんです。なぜなら免疫力が低下しているし、自分の組織が変になってしまっているから。そんなわけで、細胞が遺伝子組換えをしたような形になっているんですよ。免疫体は働くことができない。働いたとしてもパートで働く。自分の内側にあるものだけに目を凝らし、アタックするようになる。そうすることで外への防御がおろそかになるんです

ね。これが外側への免疫力の低下です。
　風邪のウイルスなんかに簡単に負けてしまうわけ。風邪をひいている方々が、予防接種を受けてはいけないという理由はどこにありますか？　お医者さんがそう言うんですよ。なぜならば、えらいことになるからだ。風邪をひいているときに予防注射を打つと、免疫はすべて血液中の異物に向かうんですよ。だって血液の中に毒物やウイルスが侵入するなんてことは、体にとって非常事態、一大事なんですから。外からのウイルスなんかに構っていられないわけです。その結果どうなるかというと、ウイルスがどんどん体の奥深く侵入し、たかだか風邪のウイルスで命を落としてしまったり、脊柱がおかしくなって一生寝たきりになったりするわけです。体の中と外で、いっぺんに両方に免疫力を向けることはできないんですね。こんなことになると、風邪は恐いとか言い出すんですけど、風邪のウイルスが恐いんじゃないんです。それだけ免疫力が低下することが恐いんです。そんなことは血液中に直接異物を注入したり、症状を抑圧し続けない限り起こらないことなんですよ。ここのところは、本当にしっかり分かったほうがいい。インフルエンザが怖いんじゃない、インフルエンザの時に症状を抑圧したり、強い薬で毒を体に入れることで免疫が低下するのが怖いんです。

　1994年に厚生省が＜努力義務(勧奨)＞に変えた背景には、予防接種をした後に風邪をひいた子たちが死んでしまったりとか、寝たきり状態になって麻痺した子供たちが多かったのですけれど、予防接種との関係が指摘されて、1990年代にはどんどん国が訴えられたことがあると思います。
　＜努力義務(勧奨)＞に変えることで、何かあっても、強制じゃない自分の判断で行ったことであるからとして済まそうとしているわけです。
　私たちが病気になるのは、菌やウイルスがはびこるという行程があります。まず、鼻。鼻水が出る。喉に落ちると扁桃腺がはれますね。アデノイドがはれます。それは何をしているかというと、それらの門番たちが戦っているんです。クイーンの衛兵連中が、門で戦ってクイーンの部屋に入れないようにしているんですよ。それが扁桃であり、アデノイドであり、胸腺であり、盲腸であるんですよ。こういう器官や臓器というのは嫌われます。なぜなら、いつもはれたり熱を出したり、厄介者と思われているからです。でもこれは不便なものじゃないんですよ。一生懸命戦っているのに、厄介者だと思って、切り取ろう

とするわけです。しまいに胸腺もスプーンでポロッと取ったり、脾臓まで取っちゃうんだな。脾臓というのは一番大事な臓器です。血液を増加させる、一番大事な臓器です。

そういう門番の役目をしてくれる器官があるおかげで、100％の菌が10％ぐらいの力になる。10％が入ってきても、体としては力がありますから押し切れるわけですよ。ところがその門番がいないと、炎症が起きない代わりに、スコンと体の中に菌が侵入してしまう。それで簡単に血が濁ってしまうんですね。すぐに毒血症になって大病するわけです。

予防接種が一番恐ろしいのは、病気が出てこないという姿、慢性疲労症候群です。これは一番悪いです。この人たちは熱すら出せないんだよ。ずっと微熱が続くんです。そして働けないんですよ、だるくて。私がインフルエンザの注射を打たなかったかと聞くと、毎年かかさず打っていると言うんだ。まあ4年も続けて打ってごらん。スコンと慢性疲労症候群になりますから。リピートして打たれるものが一番悪い。

BCGというレメディーがあります。BCGの予防接種を希釈振盪したものです。それを与えると、一様に発疹が出たり、耳だれが出たり熱が出たり。ツベルクリン反応で陽性にならない限り、BCGは打ち続けられるわけです。子供にとってリピートするものは何かといったらBCG。それから三種混合も3回ぐらいリピートしています。それを頭に入れることです。BCGというのは、唯一、二重盲検法でその有効性がテストされたものなんですね。それも大がかりなテストです。その結果は驚くべきことに、BCGの効果は0％ 、それだけではなく、結核にかかりやすくなるという副作用が明らかになったんですね。それでその後BCGがどうなったかというと、絶対に即座に中止すべきなのに、今も続いています。これは本当に不思議なことだ。どうしてこういうことになったのかという秘密をトレバー・ガン氏が緊急特別インタビューで明らかにしています。私がここでこれを言うとちょっと問題ですので、トレバー・ガン氏による講義録を読んでください。その中ですべてが明らかにされていますから。

ホメオパシー的に言いますと、病気というものは二つしかない。それは、急性か慢性なんですよ。それしかないんです。病気の名前を付けてくれというなら、慢性病と付けるわけにいきませんので、毒血症という名前になります。毒血症というのは字の通り、血液が毒に侵されたということです。急性病とい

うのはどういうことかというと、はしかにかかるとか、風邪をひくとか、下痢をするだとか、高熱が出るだとか。これを急性病と言います。正常なバイタルフォースのバランスが崩れた状態です。急性症状は、バイタルフォースが強いから激しい症状となって表れる。だからこのときに必要なものは、症状を抑圧する薬ではなく、症状を押し出してくれる同種のレメディーなのです。急性症状は治ろうと一生懸命努力している姿です。それを分かってやらなければいけない。

　一方、慢性病は、バランスの崩れを取り込む形で適応した姿です。急性症状を抑圧すると、病気を取り込む形でバランスを取ろうとします。これをやっていると、どんどんバイタルフォースが複雑になって、どんどん病気が心の奥深く、細胞の奥深く侵入してしまうのです。この慢性病というものは、病名で見るとしたら、たった一つの名前＝毒血症しかないんです。それを今の医学は400以上のカテゴリーを作り、400以上の病気の名前で呼んでいるわけです。敗血症だの血友病だのエイズだの。いろいろなカテゴリーを作って、名前を付けているんです。だけどそれは、全部慢性病、血が濁って毒になった、その毒によって不調になるわけだ。血液というのは自我だから、血が濁るっていうのは、非自己を自己としている自分がいるんです。こだわりの自己ですね。予防接種は、心がさまざまな人生の苦しみによってこだわりを作るまえに、直接、こだわりを体の中に埋め込んでいるのです。分かる？　血液に異物を入れるということは、その異物がこだわりの心を作り出すんだよ。血液に直接水銀を入れたら、その人格は水銀のようになってしまう。赤血球が、細胞を作っている、というのは千島学説ですが、間違いないと思う。濁った血が細胞になり、私たちの体を作るのです。自分の思いが自分の体を作って行く。自分本来の生命を生きないなら、非自己を生きるなら、非自己の体が作られ、自分を攻撃するようになるのはしょうがない。毒血症の度合いが進んで行ったら、エイズや癌が生じます。あるいは、膠原病だとかリウマチだとか自己免疫疾患になってしまいます。

　私たちが大事にしなければならない臓器は多いのですが、その中でも肝臓は横綱です。汚いものを排毒する、解毒する、そういうものが肝臓です。この肝臓を皆さん、いじめている。要りもしない酒をバンバン飲んで、要りもしないビタミンEだのCだのをとっちゃって。これも毒です。自然からとることです。要りもしない健康食品をとったりとか。怒ってばっかりいるじゃないか、皆。肝

臓が悪くならざるを得ないです。A型肝炎、B型肝炎、C型肝炎とか言うが、そんな肝炎なんかないですよ。それは"酒"肝炎、"怒り"肝炎、"薬"肝炎と言い換えたらよい。分かる？　肝炎は、最終的にプリオンという病気になって行きます。プリオンというのは肝臓が解毒できなかった証拠の病気です。プリオンは肉を食べて、その中のヤコブソンディジーズというのがプリオンになった、なんて、本当じゃないの。肝臓というのは、毒を出すときにはカプセルに入れてふたを閉める！　カプセルのふたを閉めてそれを排出するわけですよ。プリオンの方々というのは、カプセルに入れはするんですよ、肝臓も頑張ってね。そのふたが合わないんだな！　この状態がプリオンです。その毒がそこから漏れ出ている姿です。プリオンの方々というのは、いかに新薬、予防接種が多かったかということです。それから肝臓をきれいにするためには刺激物をとらないことだ。誰だ、いつもキムチばかり食べているのは！　誰だいつも激辛ラーメンを食べているのは！　コーヒーをガブガブ飲むのは誰だ！
　それが欲しいということは、生きていることがつまらないからだよ。ホメオパスになると、酒も煙草もなーんもいらないよ。甘いものも辛いものもあまりとらないようになる。人生はつまらない、あまりおもしろくない。尼みたいな感じだもの。ただ、本質が分かると、この単純な生活が一番すばらしいと思うようになります。そして夜9時になったら布団に入って。朝4時になったら庭をじっとみつめて。なんかばあさんの域だなと思いまして。とうとうそうなりましたね。
　話がずれちゃったけど、要するに肝炎というものは、肝臓の状態が悪いから肝炎になるのであって、AだのBだのウイルスで肝炎になるのではない、肝臓の状態を悪くする生活や薬や予防接種で、それらのウイルスがはびこっただけなんですね。
　私もカンジダがあります。帝王切開を2回やっていますので。帝王切開している方々の、点滴から入る抗生物質は馬のようです。ですからおかげさまでカンジダがはびこりまして、ボタモチが大好きで、こればかりは止められません。ということはカンジダがまだ治まってないということですよね。もっともっとレメディーをとらなければいけないかなと思いますけれど。

　アメリカでDTP（ジフテリア、破傷風、百日咳）のうちの、百日咳だけの予防接種の害をドキュメンタリーでやったわけですよ。市民団体が怒って、もうやめようと。百日咳をやめる親が増えたんですね。そのあとで百日咳がまた

流行したとうそが流れて、また百日咳が導入されてしまったわけですけれど。FDAの人が調査したら、なんのことはない、百日咳にかかっていた人は、ある州で5人、別の州で8人しかいなかった。そして分かったことは、これら全員が百日咳の予防接種を受けていたということ。本当は、流行していたわけです。だけどそれは予防接種による流行だったわけですよ。だけど、予防接種を受けると病気にならないと言われていたから、百日咳になっても違う病気だと思って報告されなかったわけです。予防接種を受けないと百日咳になると言って国民の恐怖心をあおっていたんですね。ポリオでもBCGでもDTPでもそうだけど、予防接種を受けて、予防しようと思ったその病気にかかるケースはほんと多いんですよね。予防するどころか、病気を無理矢理感染させているんじゃないかって思うときあります。しかも押し出せないから、悲惨なことになる。

　私たちがウイルスを押し出すときには不思議なことに、赤い発疹になるわけですよ。ヘルペスだって、帯状発疹だって、ブツブツとできるじゃないですか。ですから私たちにとって、先ほどの流れの、血液から腸、腸から泌尿器系、泌尿器系から肺、肺から皮膚湿疹、というところに上がっていく姿は治る方向性です。治る方向性ですので止めません。血液が濁っている方々が「もう痰が出て止まりません」と言いますが、「良かったね、排出です」とおっぽり出される。発疹が出て「よかったね」とおっぽり出すわけだ。これは治る方向性だからです。病気の流れというのを考えなければいけない。だから皆さん、病気を起こすもの、例えば病原菌がいけない、細菌がいけない、ウイルスがいけないなどと言いますけれど、それは細菌やウイルスに失礼だよ。土台がなければ、土壌がなければそういうものははびこれないんだから。その土壌を作っているのはあなただ。汚くしているのはあなただ。血を汚くしているのはあなただ。日々の生活を正さないことには、土壌はきれいにはならない。種は土がないと芽が出ないんだよ。土ってなんだ？　あなたの汚い土だ。そこに種を植える。その種がウイルスであり、バクテリアであるわけだ。だからバクテリアやウイルスやカビをだめ、だめと抗カビ剤、抗バクテリア剤、抗ウイルス剤をとったって何のこっちゃない、より土壌を腐らせる一方です。土壌を良くするためには生野菜も食べなくてはいけない。よく咀嚼して食べてくださいよ。咀嚼すれば冷たいものが温野菜に変わるんですよ。フルーツもとらなければいけない。太陽の光をバンバン浴びたフルーツをとってくださいよ。ビニ

ールハウスでなるようなものをとってもしょうがない。そういうふうに土壌を良くしていかなければ。そしていい水を飲むことだ。

　何よりも大事なのはあなた方の考え方と、感じ方だ。この、考えていることと感じることを間違えていると、あなたを腐らせる。そして発酵させて毒にしてしまう。あなた方を回復させるには、あなた方自身の考えとか、感じることを変えなければいけないんだ。こんなに良くしているのに、あの人には下心があるに違いないとか、あの人はどうもこうやって親切にするけれど、町の議員になりたいからだよねとか、なんでもこう、複雑に考えようとする。シンプルになればいい。例えばキリストが「物を持たない者、単純な者は幸せかな」と言えるのはなぜか。天真爛漫でおられるからだ。天真爛漫でいないと神なんか降りてきませんからね。複雑に物事を考えてしまう。複雑に複雑にしてしまう。複雑に、何枚も何枚も面を付けてしまう。すごく面倒くさい。辛気くさいです。だってある日、この人にこう言って、あの人にこう言って、ある日どの人に何を言ったか分からなくなるよ。そういうことをやっているからこそ、体が腐っていくんですよ。

　日々の生活というのはすごく大事です。人をねたまない、憎まない。病気は一足飛びに治すものではないということを頭に入れておくこと。一足飛びに治るような副腎皮質ホルモンなんか恐ろしい。それは一足飛びに症状が消えるからだ。先ほど、症状とは何だと言いましたか？　排泄口です。すごく大事なものだ。人間というのはレメディーがなくても、毒が入ったら解毒する力はある。レメディーを入れると、ホップ・ステップ・ジャンプで解毒することができるようになる。

　だからもし、あなた方に解毒力がないと思うのなら、それはあなた方に自分を信じる力が少ないということだ。特に出産なんかしようとするときに産めない。産めるからこそお乳も股も付いているんじゃないか！　産めないんだったら最初から付いてないよね。そういうふうに、いかにあなた方が悪い方向に啓蒙されて、「自分たちはだめなんだ」「自分たちにはそういう力がないんだ」というふうになってきたかということを頭に入れておかなければいけない。排泄はありがたい、発疹はありがたい、熱はありがたい、下痢はありがたい。吐くのはありがたい。分かる？　みんなありがたいんだ、解毒しているから。耳だれはありがたい。目が充血するのはありがたい。それを許してあげてください

よ。体が発するメッセージを、いかにして聞くかだ。

　＜いかにして聞くか＞というのがあなた方のテーマだ。体は、いかにして自然になるかを教えてくれるからです。あなたの感情や心は、いかにしてずるくなるかを教えてくれる。いかにして人をけ落とすかというのは感情や心や前頭葉だ。体は正直です。疲れたよ、寝てちょうだい。今は講演中だけれど、寅子よ、うんちに行ってちょうだい、と言うんだよ。しょうがないから「ごめんね」と言って行くしかない。体がメッセージを出しているんだもの。

（2002年11月10日）

第4章　育児の問題

　私のところへ来られる患者さんの多くは、子供を愛せない、子供に優しくできない、言葉や身体的な暴力を振るってしまう、と申し訳なさそうに打ち明けます。そして自分を卑下し、罪悪感にあふれているのが手に取るように分かります。

　そういうとき、私は「たたいても優しくできなくても愛せなくてもいいのです。あなたがそのところを一番気付いているから」と言います。
そして、一様に「先生も殴るのですか？」とビックリしますが、その顔にはホッとした表情が表れます。巷では、もっと子供と一緒に遊ぼう！　もっと誉めてあげよう！　怒らずに！　しからずに！　と説く本や人々があふれています。それらを読んだり、それらの人に会うことによって、自分はだめだなあ、母親と呼べないなあ、と自分を責め立てて行きます。私もその一人でした。しかし表面的には穏やかにして「いい子ね」と言ったとしても、内面で「だめな子」と思っている感情があるのですから、取り繕っても仕方がないと思います。要は、そういう思いをうまく吐き出し、根に持たないことです。根に持つとは、放出されなかった「だめな子」と思ったエネルギーが根を張っていき、他の怒りや憎しみを抑えたのと一緒になり、増えていくからです。

　生きている以上、感情はつきものですから、それらが沸き上がることを止められるものではありません。それをうまく吐き出して行くことがコツです。例えば「何でこんなこともできないの！」とつい言ってしまうことで、自分はだめだなあと思うし、子供も傷つくでしょう。罪悪感を抱き、謝りたい気持ちになりますが、親である手前、謝れません。でも、このときに、正直に言うことです。「ごめんねお母さん忙しくてイライラしてしまった。でも言ったらスッキリした」。

　子供は謝ってもらえるなんて思っていないから、嬉しくて「うん、いいよ。お母さん、いろいろやらなくてはいけなくて、たいへんだよね」となるのです。

　一方、こんなこともできないのと思いながらも我慢して歯ぎしりしながら「できなくてもいいのよ」と言った場合、吐き出されなかった"できない子供"と思ったエネルギーは心の中に詰まったまま、内在します。その内在するエネルギーが多ければ多いほど、ほかの負のエネルギーを引いてしまうのです。ですからホメオパシーでは、その内在する負のエネルギーと同種のレメディーを入れ、増幅させて自分で吐き出すようにするのです。

感情をためないで流してやると同時に、その感情を抱く原因である、こだわり、心の傷、トラウマをレメディーで解き放つことが大切です。本来、あっけらかんと大らかに、何も隠すことなく、恥じることもないのです。
　ホメオパシーでは、怒りには怒りのレメディー、自己卑下には自己卑下のレメディー、悲しみには悲しみのレメディーを与えます。感情の数だけレメディーの数があると思ってください。
　健全な心や健康な体を作るためには、とらわれない、こだわらないということが一番の秘訣だと思います。ですからそのとらわれの心と同じ、とらわれのレメディーでとらわれが取れて行けば、心も体も楽になっていくのです。とらわれていることへの気付きが起こるには、どうしても同種の情報が必要となります。
　患者さんたちは、良くこのように言います。
「あんまりこだわらなくなりました。悩んでいたことも、そんなに大したことではないと思うようになりました」。
　人間、子供のように喜怒哀楽を出しているうちは病気にはなりません。おいしい、うれしい、大嫌い、これ嫌だ、できない、などと心に思ったことをドンドン出していくことによって、そのパターンにとらわれることがなくなります。
　"憎しみには愛"という、ある宗教的な考え方には一足飛びの飛躍があり、なかなか実行できないし、理屈ではなく、心と体が一つになっていなければ、そのような行為にはどうしても無理が生じてしまいます。
　ホメオパシー的には、憎しみには憎しみのレメディーを入れます。レメディーはエネルギー体ですから、憎しみのエネルギーに同種で作用できるのです。まずは排泄させることによって、引っかかるとらわれ、澱んだエネルギーをきれいにすることが大切です。ですから、憎しみには愛を、熱には解熱剤を、という逆療法ではありません。
　逆療法はふたを閉めるだけですから、根本的な治癒には導きません。逆療法によって抑圧された感情や症状は、レメディーをとることによって出てきて、雨降って地固まります。事なかれ主義で表立って波風を立てないことを望む人たちは、一度は水面下の荒波を目をそらさずにしっかり見つめることが必要なのです。その荒波が激流となる前に出していくのです。それらへの気付きに、ホメオパシーがとても助けになってくれます。

ホメオパシー「とらのこ会」会報『オアシス』に掲載された文を紹介します。

＜2000年は、私たちがため込み押し込んできたエネルギーが弾け飛び、もうふたを閉め続けることができなくなったような現象が多くなってきているように見えます。このようなときこそ、ホメオパシーの真価が発揮されます。限界に近づいた心は、そのままでは爆発してしまいます。こだわりが生命エネルギーの自然の流れをせき止めてしまうからです。爆発させて流すのも一つの方法には違いありませんが、こだわりを持っている限り、また流れの停滞が生じます。こだわりの心そのものを手放すことができれば一番よいのですが、それはなかなか起こりません。そこには気付きが必要ですが、それは頭で理解して得られるものでもありません。苦しみの中からしか得られないものです。

私のところに来られる相談者の多くは、体を病むというよりは、心を病んでいる方が多く、病気は心から始まるのだというホメオパシーの原理を実証しているようです。

レメディーをとって何が一番楽になりましたかと尋ねると、多くの方は「あまり物事に対して気にしなくなりました」と言います。

時は進み、時代が変わっていても、とらわれた心にとっては時の進みがなく、同じとらわれのパターンを繰り返し、苦しみます。

そして、こだわることによってしっかりカルマの芽を出させ、とらわれることによってカルマの花を咲かせてしまい、その自分で作ったカルマの環の中でアップアップとおぼれかかっています。

嫌なこと、つらいことはじっと待っていれば、いつかは必ず消え去るのに、いちいち人の言うことや行動、そして人生の苦労に反応し、つらいつらいと泣いているのです。

そしてこれがずっと続くと、やがてNat-mur（岩塩）や Staphysagria（ヒエンソウ）や Carcinosin（癌細胞）といった自己抑圧のパターンを作ってしまいます。いずれプッツンするしかなくなり、Hyoscyamus（ヒヨス）や Anacardium（マーキングナッツ）や Thuja（コノテガシワ）や Mercurius（水銀）の多重人格を形成し始めます。

思春期は共通一次試験や人間の作った道徳や社会の掟のために子供の無邪気さを捨て去るしかなく、たいへん危険な時期です。この時期は、おや？　人生はそんなに楽ではないぞ、と分かってくる時期なので、経験者であ

る親や年長の友人、先生からの特別な援助がいるのです。
　思春期の問題のレメディーは、Ignatia、Nat-mur、Pulsatilla、Sepiaなどです。

◆Ignatia…自分の欲しいものは必ず手に入らない、理想と現実のギャップ、失恋、悲しみ、ロマンチック
◆Nat-mur…人生は苦悩するためのもの、もう絶対傷つかない、失恋、人生はしょっぱい、悲観
◆Pulsatilla…愛されたい、好かれたい、誰かの助けが欲しい、ロマンチック、友人に嫌われた、いじめられた
◆Sepia…勉強ばかりで燃え尽きてしまった、燃え尽き症候群、無感情、疲労困憊、口もききたくない。

　ここには、切望したものが手に入らなかったという共通の苦しみがあります。この切望したものが手に入らない、つらい時間を乗り切るからこそ、大人になれるのです。
　ここが、大人への登竜門です。大人になってもいまだ子供のような"子大人"がいますが、それをインナーチャイルドと言います。子供時代に受けたトラウマにこだわり、根付かせているのです。ホメオパシー療法の妙は『こだわらない、とらわれない、カッパエビセン』のような自然体に戻ることです。感情は沸き上がっては流し、沸き上がっては流し出していれば、爆発することはありません。ホメオパシーでそれができます。外界に心乱されるのを止めるには、とらわれている心そのものを解き放つしかありません。それには、とらわれている自分自身を見る（気付く）しかありませんが、とらわれた苦しみの中で、ホメオパシーの同種のレメディーが助けになります。＞

【トラ子先生通信　2000年1月】

次に、雑誌『アネモネ』に掲載された記事をご紹介します。

第六回　由井寅子のホメオパシー健康相談室より

癒されていない親との問題を繰り返している親子関係

由井：あなたとお子さんはお互いに学び合う必要があるようですね。自分が思っていることの反対ばっかりやったり、自分の思いがうまく通じなくて「何でこの子はこうなんだろう」という苛立つ気持ちがあるでしょ。でもそれはどんな親子でもそうです。子供は親が成長するためにいると思ったほうがよいです。問題が生じるとき、それは自分の中にある心の問題が表面化しているだけです。私もあなたと同じように子育てで悩んでいます。子供のやることなすことすべてを許せる人は神様ですよ。

畑中：私は、そういうふうにならなくてはいけないと思っていて…。

由井：今はあなたのように思っているお母さんが多いです。子供を愛せないことに、またつらく当たることに対して罪悪感を持ち続け、でもそうしてしまうのです。
　　　お子さんに「お前はだめだ」と言ったり、叩いたりしたことは？

畑中：あります。それが今一番の悩みなんです。

由井：それは結局、自分の両親との心の問題を繰り返しているんです。親が怒ったり、「ダメだダメだ」とたたいたり、両親から愛されたり優しくされたことがないのに、どうして自分だけが子供に優しくし、愛してあげなきゃいけないのか、愛されたことがないからどう接してよいか分からない。そうあなたの心は叫んでいるんです。

畑中：はい、そのとおりです。子供が学校に行かないことや、自分ができなかった自由な生活をやっていることに対してすごく腹が立っちゃうんです。そしてそれを許してあげられない自分に対しても腹が立って自分を責め、イライラが悪循環してるんです。
　　　だから神経科に通ってそういう自分を癒そうとしてるんですけど、どうしてもうまくいかなくて…。夫はアルコール依存症で4年前に離婚しました。

由井：自分を責めないように。あなたは子供時代にたくさん傷付いてきたんです。だから、今こうして自分の中にある満たされない部分が表面化しているんです。今でも「いい子いい子」と頭をなでてもらいたいですよね。
　　　両親に甘えられなかった人は夫婦関係で癒されますが、ここでもなかったんですね。お子さんは登校拒否をしているの？
畑中：はい。ドクターには、子供を「施設に預けなさい」と言われているんですが…。もっと自分を癒して週末だけ母親になってやればいいって言われていて、すごく迷っているんです。
由井：私は葛藤しながらでも一緒にいたほうがいいと思うよ。子供はどんなに怒られても、お母さんが好きなものですから。
畑中：はい、殴られても何言われてもいいから一緒にいたいって…。
由井：だったら一緒にいてあげて。どんな親子でも本当は、誰よりもお互いに愛しているんです。でも現代それに気付くのが難しくなっていますし、そんなことが信じられない人も大勢います。でも信じて下さい。皆傷ついているんです。自分が親に本当にしてもらいたかったこと、それを思い出して自分の子供にできれば、この環が切れるんですけどね。あなたとお母さんの関係はどうでしたか？
畑中：私は母親の母親役をやってきて、甘えることができませんでした。今もそれが続いているのできついです。すごく子供っぽい人なんで、何も頼れないんです。母親への感情もなかなか抑え切れなくて…。
由井：出てくる感情に嘘はつけませんよね。でもご飯を食べさせてもらっただけでも良しとしなければ。雨露をしのげる家もあったんだから。あなたは泣くことできますか？
畑中：子供のころはほとんど泣いたことがありませんでしたが、今やっと泣けるようになってきました。
由井：もっともっと泣いて…今まで何十年分も溜め込んでいた感情を出さなきゃ。感情が出始めると雪溶けのように溶けていくんだけど、そのときは山を乗り越えるようにしんどいし、たいへん勇気がいるんです。
　　　あれこれ考え過ぎず、こだわらない心を持つことが大事です。必ず心は通じると信じて…。そして、自分がやったことに対して後悔しないことです。やってしまったことはしょうがない、悪かったことには素直に「ご

- 55 -

めんね」って言ったらいいの。

「何かが変わる」という確信が体験後現実に

畑中：今回健康相談の申込みをしたとき「これまでの人生で何か変わるきっかけになる」と確信していたんです。
由井：人との出逢いに偶然はありません。あなたがここに来てくれることによって、私自身も成長するんです。
　　　あなたが自分の経験を語ってくれることで、私も他の人にアドバイスができるようになるんです。
　　　あなたには感情が出せるようになるレメディーが必要ですね。怒りが肝臓に影響を及ぼしているようですから、怒りの感情を解放すること。怒ってはだめだと思って抑えても、怒っている自分がいるのだから…。だから怒ってもいいんですよ。
　　　問題解決の近道は、ものすごく怒っている自分に気付くこと、子供のいないときに、怒りを体や表情や言葉で表現してみたらどうですか？
　　　乳腺炎になったことは？
畑中：あります。左です。
由井：今何か薬を飲んでいるの？
畑中：睡眠導入剤を飲んでます。今年の5月から顎関節症になって…。
　　　筋弛緩剤と痛み止めをたくさん飲んだんですが、アレルギーが出たので、今は飲んでいません。他には卵巣嚢腫の摘出手術を受けています。

このまま感情を抑圧し続けるとガン体質に…

由井:このまま女性性や母性を否定し続けると乳ガンとか子宮ガンになりやすくなりますよ。その前兆が卵巣嚢腫ですからね。
　　　あなたの家系でガンの人はいますか？
畑中:父が膵臓ガンで亡くなりました。
由井:甘いものは好き？
畑中:好きですね。砂糖中毒になっていると思います。
由井:お子さんも甘いもの好きなの？
畑中:はい。お菓子類は好きです。
由井:あなたに暴力をふるう？
畑中:はい。叩き返してきます。
由井:その子にもレメディーをあげる必要がありますね。
　　　お子さんはよく怒るの？
畑中:ちょっと言うとギャーって。もう聞きたくないって感じで…。
由井:すごくたちの悪いときと良いときの差は激しいの？
畑中:激しいです。やさしくておちゃらけるタイプなんですが、よく「自分はいらないんだろ」とか言います。
由井:気管支は弱いですか？
畑中:いえ。でもストレスが溜まるとよく咳がでますね。
由井:はい。では、まずあなたから。
　　　朝は①感情を抑圧しないようにカーシノシン
　　　昼に②骨サポート
　　　夜は③ムカッとしやすい傾向にラッカナイアム
　　　④無念さや離別にイグネシア
　　　⑤肝臓や低血糖用のライコポディアムを順にとってください。
　　　次にお子さん用のレメディー。成長期の骨サポートの他に
　　　①2つの自己を統合するアナカーディアム
　　　②怒りを解放するスタッフィサグリア
　　　③暴力や肺結核マヤズムのチュバキュライナムの順であげてください。

問題	レメディー		結果
●感情の抑圧	〈朝〉	Carcinosin /癌細胞 12C×1ビン	・リアルな夢を見る。 ・多量の便が出る。
●歯や骨が弱い	〈昼〉	骨サポート　1ビン	・両顎、首、右の頭の痛みが出てた。
●腹が立ちやすい 乳腺炎	〈夜〉	Lac-caninum/犬の乳 200C×3日間	・体調、気分が良い。
●無念な感情 離別	〈夜〉	Ignatia/イグナシア豆 200C×3日間	・子供とのトラブルも以前ほど落ち込まなくなった。
●低血糖 自信の無さ	〈夜〉	Lycopodium/苔杉 200C×3日間	・寒気と熱が出る。 ・自分を肯定できるようになる。不自然だった母との会話が普通にできるようになる。
〈お子さん〉 ●分離した自己	〈朝〉 〈夜〉	骨サポート　1ビン Anac/マーキングナッツ 200C×3日間	・穏やかになった。 ・感情を言葉で表現するようになった。
●母への怒り	〈夜〉	Staph/ヒエンソウ 200C×3日間	・空咳が出る。
●暴力的 欲求不満	〈夜〉	Tub/結核菌 1M×2日間	・気分が安定し、二人で野外で遊ぶ。

〈畑中さんの体験報告〉
相談をする前から、ホメオパシーが私にとってとても重要で、何かが変わると思っていましたが、それは本当でした。飲み終わった後、私も子供もとても変化し、以前より怒りの感情が湧いてこなくなり、二人とも穏やかになりました。子供といることが負担にならずに、むしろ一緒にいることを楽しむことができるようになりました。
レメディーの効果もさることながら、由井先生のカウンセリング自体も大きな癒しになりました。

〈再診〉
全体的に良くなっているが、未だ体力のなさとだるさがある。
子供を叩くことは減ったということ。
自分では、狭量だと思う。罪悪感が強い。鬱や落ち込みがある。
クォンタムゼイロイドでは、肝機能の問題、子宮の機能の問題、ガン的エネルギーの問題が指摘されている。

朝	Conium	6C×1ビン
	〈コナイアム/毒ニンジン〉	
	色々な欲望が満たされない気持ち、女性性の否定	
夜①	Echinacea	6C×14日間
	〈イキネシア/エキナセア〉	
	血液の濁り	
夜②	Borax	200C×3日間
	〈ボーラックス/ホウ砂〉	
	出産時のトラウマ、生まれることへの恐怖　⇒　難産、腟炎	
夜③	Scirrhinum	30C×10日間
	〈スキヒナム/スキルスガン〉	
夜④	Follic	30C×10日間
	〈フォリキュライナム/人工女性ホルモン〉	

畑中：アネモネではお世話になりました。たいへん、気持ちが楽になりました。特に、先生も子育てで悩んでいると聞いて、自分だけでないんだとホッとしました。
由井：そうですよ。私も子供から忍耐ということを学ばされています。私は自分が子供を産むなんて考えたこともなかったから、子供のことなんてまったく勉強しておらず、興味もなかったんですよ。ですから、おしめの替え方、お乳のやり方も分からず、上の息子には苦労をかけました。
畑中：私も母から子供扱いされたことがなく、分からないまま大人になり、子育てということがどんなことかも知らずにここまで来ましたが、子育てが

　　　　できていないことに対して、自分を責め続けて来ましたが、ホメオパシーでそのところの解きほぐしをしてもらいました。でもやっぱり怒りっぽい性格は直りません。
由井：長い間、母に怒られてばかりで、そして怒りを出さずに来たのだから、その母と同じように我が子に対して怒るようになり、怒りのはけ口にしていたと思われます。
　　　これをしないと貴方自身が潰れてしまうからです。
　　　この子は、貴方に怒られたり、殴られたりすることを知っているのに、貴方のところへわざわざ来てくれたのです。
畑中：そうですか？　子供が、親を選ぶのですか？
　　　私も、我侭放題の私の母親のところに、わざわざ彼女の面倒を見るために生まれたのでしょうか？
由井：これは、お互い学ぶ必要があるから縁を持つのです。
　　　面倒を見たと思っているでしょうが、その中から貴方もいっぱい学んだのです。
　　　苦しみの中に解決法があることが多いのですが、人は苦しみの中から這い出そうともがくため、糸口が見つからないのです。
　　　レメディーも苦しみという症状がなければ選択ができません。

　　　　　　　　　　　　　　　　　　　　（『アネモネ』2000年1月号）

最後に、2003年3月9日に札幌で行った『キッズ・トラウマ』講会より、トラウマに関連した部分を抜粋して掲載します。

　トラウマとは心理的、肉体的にかかわらず、傷のことで、生命エネルギーのブロックですね。トラウマとなる最大の原因は恐怖です。いったん恐怖で生命エネルギーが傷つけられると、そのトラウマから芽が出てくるということを頭に入れておかなければなりません。その恐怖を怖いと言って逃げてばかりいたら、何の解決にもならず、やがてそこから芽が出てしまうということです。もともとの、その恐れをきちんと解決していれば、なんてことはないのです。
　3年ほど前だったと思いますけれど、インドで大地震が起きた。それでインドのホメオパシー協会から日本ホメオパシー医学協会へSOSのメールが届きました。インドに大地震が起きた。このインドに今必要なのは、この恐怖からトラウマの芽が出ないように、早くレメディーを口に入れなければならないということでした。
　だから、一番最初はAconiteがベースにあるということだ。そのAconite もマヤズムという大本の土から芽が出たものだけれど、そのAconiteというトラウマを未解決なままにしておくから、大きな木が育つんですよ。
　私たちは、魂を磨くために生まれてくるようです。魂を磨くとは、汚れを取るということだ。そこからもともとあったあなたらしさが出てくる。
　今の世の中の流れというのは、あなたからあなたらしさをそぎとっていく方向です。おねしょをしてはいけない、おしゃべりしてはいけない、行儀良くしていなさい。「こうあるべき」というのばかり言っている。あなたの良さをどんどんはぎ取っていくのが今の親たちなんですよ。よくないです。
　子供が自分の親を見て、「こんな親にだけはなりたくない」と気付くのが思春期です。思春期に反抗し始めます。
　小学校くらいまでは親が一番でしたから、親に言われれば「そうだ」と思っていた。今度は、親に言われたその重石を、あなたがより分けて捨てていかなければならない。手かせ足かせを取っていかなければならない。手かせ足かせは、あたかも親が付けたのだと思うでしょうが、実はそうではなく、あなた自身がはめていったんです。お前はだめなやつ、と親に言われて、その通り自分が信じてしまった。だからその手かせ足かせを外すことができるのも自分なんです。自分で自分ではめた手かせ足かせを外すことができたら、もう

誰に何を言われても動じないんだ。お前はだめなやつ、と言われても信じないんだよ。これが本当の自信、自分を信じるということなんだ。

親から言われた通り、自分はだめなんだ、クズなんだと言って、キレてしまって埋もれてしまった方は、その後も同じことを繰り返します。社会人になって、上司にあーだ、こーだと言われたら、すぐに私はだめなんだ、クズなんだと思い、一歩も出ることができなくなってしまって、会社に行かなくなってしまう。根底には親に教師に友達に近所のおばさんにだめな奴というはんこを押されたときのトラウマがあるわけです。自分で自分を小さい枠に閉じこめてしまってそこから抜けられないインナーチャイルドがいるわけです。

何を言われようが、あなた自身が良いと思うならば、なにも心配することはないじゃないですか。

18歳か22歳くらいまでは、どうしても親に頼らなくてはならない。けれどもそれ以降は、皆さん自分の足で立つことができますので、親に何だかんだといわれなくてもいい。偉そうな親は、「何だ、おれが食わせてやってるんじゃないか、教育費も何も全部おれが払ってるじゃないか」と言う。お父さんも会社でつらいことがあるし、それでも会社を辞めることができないから、家庭に帰ってきて弱いものいじめをする傾向が強いです。兄弟の中でも、一番下の子というのは一番やられるんです。人間というのは誰でも弱いものをいじめる。動物は皆そうです。いじめ抜かれ、行くあてがなくなった子供たちは大勢います。お父さんからお母さん、お母さんから子供へと、弱いもの、弱いものへと向いていく、そうすると、被害者と加害者という関係が生まれるんです。

私たちの間で、被害者と加害者、そして被害者を助けるヘルパーというものがあってはいけない。一番高いところにいるヘルパーというのは、すごく賞賛されるわけですよ。被害者、加害者、ヘルパーという三角の関係を持っている異常事態では、クリアにものごとを見ることができないのです。被害者も加害者もヘルパーも、まったく同じラインにいなくてはいけないんです。要するに、助けられる人も、助けなければならない人も、いつもいじめる人も、本当はいないんですよ。

私の母親は、近所の人たちに「寅子が殴るんだ」「けるんだ」「鬼のような子供だ」と言っていたらしい。あるとき畑のスイカが全部割れていた。誰かがたたき割ったらしいのですが、「寅子ちゃんがやった」ということになってしまったのです。私は自分の食うものしかたたき割らないんですよ。自分で食うも

のだから、1個しか割らないよね。でも、悪ガキだというレッテルが張られているから、どうしても私のせいになってしまうんですね。それで、私も説明するんですよ、「私じゃない！」と。でも誰も信じないわけだ。親も信じない。なぜなら親もいつも被害者になっているからです。ですから私はいつも加害者なんですよ。いつも何かをやる人間、それで一番悪い人間として扱われるわけですよ。私も一所懸命説明するんですけれど分ってくれませんから、腹立って、ケツまくって、石を投げるんですよ、皆にポンポン。そうすると「やっぱり」と、こうなるわけですね。どうしても私は加害者から出られなかったの。

　今でもそうですよ。「由井先生がこう言った」と患者からいじめられ、「由井先生がこう言った」と生徒からいじめられ、「由井先生がこう言った」と社員からいじめられ、いつも加害者。一番つらいんですよ。そして加害者は「お前はだめなやつだ、ろくでもないやつだ」と皆から指を指され続けるんだ。でも私なんか説明しないで「どうして私が悪いんだ」となっちゃうわけですよ。「何が悪い！」となっちゃうわけです。でも、そうなった人間のほうが、「いい子いい子、いつもじっと静かにしてられるね」と、親の都合のいいように飼育された子よりはるかにいいんだよ。

　私は村で、どこに行けばグミの実がなってるかとか、どこに行けばサザエが取れるかとかいろいろ知ってたよ。ある日、大きなかぼちゃが浜のごみ捨て場になっていたのを見つけたんです。それで大喜びで持って帰ったら、近所のお婆さんが「寅子、お前盗んだんじゃないか」と言うから、「違うよ、浜になってたんだよ！」って言って。そしたらそのお婆さんが「よこせ」というんですよ。それで私は「いやだ」と言ってやらなかった。そんな中で今度は母親と私がけんかしていると、近所のそのお婆さんがやって来て。「まあまあ、寅ちゃん」「まあまあ、お母さん」とやるわけですよ。この人は村で有名な"いい人"なんですよ。いい人が加害者になったためしがない。これが問題なんだ。順番だから、「今度はあなたが加害者やって」と言いたいのね。「今度は私が被害者の番よ」って、やりたいのよ。

　学校で遠足に行ったとき、腹が痛くて弁当を食べられなくなった子がいたんですよ。クラスの子たちは「ともちゃん、大丈夫？」とやっているんですが、私はそのときは先生が見てるから、フン、何言ってるんだって、「遠足なのに馬鹿だな、腹なんか痛くなって、本当に馬鹿だな」というようなことを言ってるんですよ。そしたら先生にゴツンと殴られた。「由井、皆を見ろ、一所懸命

看病しているじゃないか！」って。でも、10分くらいすると、皆蜘蛛の子を散らすように遊びに行っちゃって、その腹が痛い子をおっぽり出しているわけだよ。そこに私が行って「何だ、腹が痛いんだってな、何か持ってきてやろうか」と言ったら「水くれ」と言うから、水をくんできてあげて。そんなの先生もほかの子供たちも、誰も見ていない。そのとき、私ってつくづく損な人間だなって思って。

　それでその子は、「由井さんが助けてくれました」とは絶対に言わないんだよ。面白いよね。私はおぶってあげたんだけど、雨の中、傘をあげたこともあるんだけど、絶対言わない。人生不平等だな、加害者はいつまでたっても加害者なんだなと思ったわけです。

　たとえば私が学校で「熱があるから帰りたい」と言うと、先生は「何を言っている、普通の由井じゃあないぞ、由井はもっと元気がある！」とか言われちゃって、調子が悪いのにマラソン走らされたりとかね。何か変ですよ。

　ある子供が登校拒否になったので、クラスの一番いい子が、毎日毎日迎えに行き始めた。そうしたらその子は学校に行くようになった。県はその迎えに行った子を表彰したんです。その後、登校拒否だった子は、プッツンになって性格に異常をきたした、ということがあった。異常になった原因をその子のお母さんに聞いたところ、実はそういうことがあったというのが分ったんです。

　だから、この迎えに行った子供が賞賛される以上、一方にだめな子ができてしまうわけですよ。この"比べる"というのをやめない以上、けっして良いことにはならない。日本の教育の中で一番いけないのは、"比べる"ということだ。「○○さんみたいにお勉強しなけりゃね。あの子はいいね、勉強ができて」なんて言うのが一番良くない。

　うちの娘なんか、頭悪かったです。娘のほうから「お母さん、私は頭悪いから、『お受験セット』買ってきて」と言ったので－『お受験セット』というのは私が作ったレメディーのセットなんですけど－、「何言ってんだ、あれって2000円もするんだぞ、買わないよ」とか言って。でもとにかく『お受験セット』を飲ませましたら、一人で勉強するようになったんですよ。すごいでしょ。

　彼女は「お母さん、私は馬鹿だから大学までは行かなくていいよね」と言うので、「でも高校までは行ったほうがいいよ」と私が答えたら、「わかった、高校までは行く」。「お前は馬鹿だけど、絵がうまいし、体育がいいよ。美術の

学校もあるし、体育大学もある。そっちに行ったらいいね。別に皆が皆、理数系なんかやらなくていいんだよ」とね。「でも、いつもお兄ちゃんはトップで、いい点数とって先生にほめられているよ。エミリーはいつもいつも怒られてる」と言うから、「でもさ、エミリーとお兄ちゃんを比べたら、お兄ちゃんは『りんごが3つあるけど、お母さん、1個だけ食べてもいいか？』と聞く子供だ。お前はりんごが3つあれば、3つとも全部自分のものだ。お前のほうが、人間として、子供としてすごくいいんじゃないの？」なんて言えば「そうかな、そうかもしれない！」と喜んで、逆立ちしたり、何だかんだとすり寄ってくる。そうすると今度はムッツリのお兄ちゃんのほうが入ってきて「お母さん、おはよう」。「ほら、抱っこしないか」と言うと、嫌々抱っこするわけですよ。なんだかんだとエミリーがいなくなると、私の膝に座るんですよ。今13歳なんですけれど、ティシュソルトを飲ませたものだから、13歳なのに身長が183cmにもなっちゃって。ティシュソルト＝生命組織塩を飲ませたら、その子の最大限まで大きくなるんだよ。183cmあったら、抱っこするとテレビが見えないんだよ。それも、妹がいないときを見計らって甘えてくるんですよ。あれでもまだ子供なんだね。

そうやってると、エミリーは何か予感がするんだよね、お風呂に入っていても、お風呂からバッと上がってきて、言うことには「お兄ちゃんお母さん、エロ！」って。「何だそのエロって。」「子供とお母さんだよ！」「お兄ちゃん、大人になってるのに、これはエロだ！」って。するとお兄ちゃんのほうは飛び上がっちゃって、恥ずかしくなって出て行くわけですよ。そうしたら今度は私の膝の上にエミリーがちゃっかりと座って、「何だ、お前だってエロじゃないか」と言うと「女同士はエロにならないの！」。

だから、どういうのが子供らしくあるか、だな。皆さんは子供に勉強ばかり教えようとしてはいけないということだ。7歳までは自然の中で、ころころ転がっていなければならない。7歳までは何の勉強もする必要がないんだ。頭がいい子がいい、という判断をしないことですね。その子のいいところをピックアップしてあげることだ。そうすると、あなたたちにはトラウマにはならなかったはずだ。あなたのお母さんが、自分がピアノ弾きになろうと頑張ったけれどできなかったもんだから、子供に3歳から鈴木メソッドをやらせる。算数ができなかったから、子供に公文式をやらせる。そうやっていろんなメソッドで子供を学ばせようとするんですが、メソッドで学んだ子供たちはそれしかできなく

て応用が利きませんから、結局は苦悶してしまうわけだ。鈴木メソッドやった人がヨーロッパに行ってバイオリンのコンクールで一位になったことは一度もないよ。なぜなら同じ音色だから。あなたらしさが出てこなければならない。

　誰だって恐怖を持っている。人にだまされるのも恐怖だし、犬にかまれるのも恐怖だ。熱いお湯に入って「あちーっ」となるのも恐怖です。誰だって体験していくんです。でも逃げてばかりいては乗り越えることもできない。恐れるに足りず、それがどーしたと開き直ることで恐怖を乗り越えていくことができます。

　私にもすごいトラウマがありまして、そのトラウマを乗り越えるのはすごくつらかったです。そういう大きなトラウマがあった人は、早いうちから自己免疫疾患になります。自己免疫疾患とは、潰瘍性大腸炎であり、癌であり、膠原病であり、エイズであり、それらは非常に治療が難しい難病といわれるものです。そういうものも、ベースには恐怖があるんですね。

　これらにはOpiumというレメディーがとてもいい。Opiumは、恐怖のために体内から魂がすーっと抜けた人のレメディーです。要するに、Opiumをとると、魂が、心と体と魂との三位一体の抜けていたところにポコンと入ってくるから、痛くてしょうがない、つらくてしょうがない。感じてしまうから。感じるところってどこにあるかというと、体です。感じてしまうから、それを抜け出させてしまうと痛くもかゆくもない。Opiumというのは痛さがない、怖さが分らない。それで、道路のどんどん車が走っているところを勇気比べとか言って走り抜けたりする。Opiumの子供はそういうことが平気でできる。熱が40度あっても、全然平気で遊べるんです。なぜかと言うと、魂が抜けているから、こんなのおかしいでしょ。すごくおかしい。Opiumのレメディーを与えることによって、一足飛びに、とは言いませんが、魂がスコンと入ります。そうすると痛み始めるんだな。

　ある人が私のところに来られて、この人は父親にずいぶん殴られたりけられたりしていました。父親はアル中です。その人が中学の後半になったとき、包丁を持って暴れる父親に突きつけて、殴らないでくれ、けらないでくれ、母親をいじめないでくれ、と言ってやっと止まったのですが、10代の半ば過ぎまで彼女はずっと父親に殴られたりけられたりしていたんです。

　それで、彼女の主訴は肝炎なんですが、それもすごい肝炎なんですよ。肝臓という臓器は怒りにまみれていると悪くなります。もちろん酒をたくさん飲

んでいると、肝臓はやられるよ。薬でも肝臓をやられる。でも、この方の場合、原因は怒りだと思います。お父さんに対しての怒りだと思います。それで肝臓が悪いから、注射ばかり打たなければならない。それが嫌なので、私のところに来て治したい、というんですね。それではやりましょう、ということで、私はもちろんOpiumも飲ませました、恐怖がベースにあって性格異常になった場合Opiumは大事ですから。

　そうしたら、えらいこっちゃ。もう、目がものすごくはれ上がっちゃったんですよ。一気に真っ青になってしまったのです。彼女は怒って、レメディーをとってこうなったのは明らかなので、もとに戻せ、と言うのです。ずいぶんといじめられた方々というのは、被害者意識が強いですから、このように良かれと思ってレメディーを出しても、まだ怒り狂っているわけですよ。電話口で怒っている。「では何とかしましょう、まずは来てくれないか」と言って来てもらったら、顔が真っ青にはれ上がってお岩さんみたいになっていて、「これじゃあ会社に行けない」とわめくんですね。この人は泣かない、とにかく怒るんです。それで「これは」と思って、「あなたは顔を殴られたりけられたことはあるか」と訊いた。そうしたら「顔だろうがなんだろうが、全身を殴ったりけったりされた」という。「特に顔をけられて顔がはれたり、青くなったことはある？」と聞くと「とにかく逃げることに必死だったので、そんなことは覚えてはいない。でも次の日に学校に行ったのだから、はれてもいなかったし、青くもなっていなかったと思う、そうなっていれば皆が言っただろうから」と言うのです。

　ということは、そのとき父親への恐怖のため、殴られた部分の細胞がはれることもできないし、炎症を起こすこともできない。恐怖の瞬間の、そのまま。それが20年経って、レメディーが入ったことによって、その細胞がけられて炎症を起こす作業がやっとできるようになったわけです。このOpiumが魂をスコンと入れたことによって、10代のころ殴られたりけられたりしたことを、身を持って体験したわけです。

　「これはArnicaだ」とArnicaを―これは打撲、青だめ、そういうレメディーです―10Mというすごく高いポーテンシーで与えたら、見る間にパーッと青いのが引いていきました。そして目から膿がいっぱい出ました、これでもかというくらい。すると彼女は「このレメディーはいけない。膿がいっぱい出る。膿が出ちゃいけないんだ」と怒る。「いいんだよ、出さなければならない。出さなければどうしようもないから」とやって、青だめが引いて膿に変わったとき、次にPy rogenをとらせました。

　憎しみの心がなければ膿まないんですよ。憎しみがあればあるほど、膿んでいく。憎む心が膿を作り、膿が硬くなると癌を作っていくんです。Pyrogenは膿のナンバーワンレメディーで、腐敗のレメディーです。

　彼女は1か月かかりました。それで治ってこられたんです。

　私の一番苦手なタイプだったんです。何をしてもありがたいと思わないし、「先生、この療法はいろんなものが出るね、はれるわ、膿は出るわ、怒りはふつふつ湧き出るわで、何だか歯がゆくってしょうがない」と不満しか言わない。すごい方だな、と思いまして、今度は憎しみのレメディーでNitric-acidというのがあるんですが、それを出しました。その方が1年ぶりくらいに、最近来て、「前に私がレメディーをとって顔がはれましたね、あれって、私、中学や高校のころに殴られたことが、本当は自分で気付いていなかったんじゃないかと思ったでんす」と言ったんですよ。私はうれしくなって「そうなんだよ、分るか、恐怖のために細胞が炎症を起こしている暇がなかったんだよ。レメディーをとると、解決していないところが戻ってきて、きちんとそれを出し切り、治るんだよ。よかったね。私はうれしい。あなたがそこまで分ってきてくれて」と言いました。

　イギリスでのことです。免疫不全で、白血病の子供がいました。この子に胸腺のレメディーを与えたんですけれど、「お母さんここが痛い」と胸腺のところが痛いというんです。ここをお父さんがボコボコ殴っていたんですよ。そうすると、レメディーが効くと、細胞が叫び声を上げてくる。

　大人になったなら「お父さん・お母さんもたいへんだったんだね」と気持ちは分ってあげられるよね、でも細胞は許せないんだよ。なぜなら殴られたりけられたりすると、一番最初にどこが詰まるかというと、横隔膜が詰まるんですよ。キュッと締まるんです。私たちの体の中には腹膜だとか横隔膜だとか、大きな膜があるんです。それが緊張感によってギュッと締まる。これがトラウマですよ。締まると、細胞をギュッと圧縮するんです。これはレメディーを与えるまでは緩んでいかない。だから肩こりや筋肉痛が起こり、常に緊張しやすくなる。

　これは、あなたの心や感情が覚えているわけじゃない。あなたの細胞が憶えているんです。2歳のときのトラウマ、1歳のときのトラウマ。それが証拠に胎児のころのトラウマを私たちはしっかり覚えているんだよ。おろされかけた子

供たちというのは皮膚を形成する力が少なくて、アトピー性皮膚炎になりやすいし、そういう子供は母親とすごくそりが悪い。知っているんですよ。おろされる胎児はキュッと縮まるんですよ。これは細胞が覚えているんですよ。
　その細胞のこだわりを解くことができるのが、ホメオパシーのレメディーなんです。あなたが「お父さん・お母さんも年を取ったし、怒ってもしょうがない」と思っても、でもレメディーをとって「言いたいことがあるんだ」と言わざるをえないんだよね。そうするとお母さんたちは「お前たちに一所懸命飯を食わし、服を買ってあげ、家も与えて教育も受けさせたのに、最後にこんなことを言われなければならないのか」とわあわあ嘆くんですよ。でも親は、やった分だけ子供に言われるのは仕方がないんだ。子供も一回言えばそれで済むんです。「お母さんにこう言われてつらかったよ」ってね。
　ある人の場合、父親が、酒を飲んだくれてお母さんに意地悪を言うようなお父さんだったんですね。お母さんは姑にもいじめられているんですよ。その方は長女だったんですが、子供はお母さんが可哀想ですから、どうしたらいいだろう、学校に行っている間にお母さんがまたいじめられているんじゃないかと思って、学校から帰ってきて「お母さん、だいじょうぶか」と。学校に行くときにも、お母さんの「大丈夫だから」という言葉を聞くまで学校に行けないんですよ。学校も気もそぞろで勉強もできなくなっちゃって、先生に「何がそんなに気になるんだ」と聞かれたら、「親が気になります」と言ったそうです。「いつかお母さんは『お父さんと姑さんに殺される』と言った」と。
　だから、そういうことを言ってはいけない。そういう負担を子供にかけてはいけない。言うなら子供たち全員揃えて言いなさいよ。「お母さんこう言っているけれどね、お父さんはいいところもあるんだよ」ということも言ってあげなければいけない。お母さんはつらいし、子供たちを味方に引き入れたいものだから、すごい誇張してモノを言うわけよ。
　そこのお母さんは早く亡くなったわけですよ。そうしたら、お母さんから聞いた話では意地悪なひどいお父さんだったのに、お母さんが亡くなったなら、お父さんがほうけのようになってしまった。子供に「自分はお母さんを愛していた」と。おまえの出産のときはこんなことをしたって。お父さんは物を持ってきたり、お母さんがおにぎり食べるかと思って買っていろいろやってきたって。そんな事は母親から一つも聞いてないんだよ。もうお父さんは大嫌いでしたから。彼女はお父さんのパンツを箸でつまむような子供だったんだよ。

「え？ お父さんお母さんを愛していたの？」「あたりまえじゃないか。愛していなかったらお前がいるわけないだろう」って、そういう話を初めてお父さんから聞いたわけですよ。お父さんは、お位牌を毎日拝んだり、お花をあげたりずっとしているわけだよね。それでお母さんが言っていたことはうそだったと分かったわけですよ。ですからお母さんのおかげで30年間、お父さんと意思の疎通をしていなかったんだよ。良くないだろ、これ。

　人間は、自分がつらいときというのは、必ず誰かを引き入れて賛同してもらおうとする構図があるわけですよ。人間には、自分に都合がいいように曲解してモノを言う悪い癖がある。それをやってしまうと、子供たちは信じてしまうわけですよね。何のこっちゃない、お父さんの意地悪と言いながら、二人で布団の中に入ってセックスしているんだから「何言っているの」と言いたいんだけれどさ。そんなことを子供は知る由もないわけよ。

　だから私は、子供の前でも、お母さんはいじめられているばっかりじゃなくて、取っ組み合いをすればいいと思う。取っ組み合いのけんかをしても、子供には「いいか、夫婦と言うのはこれぐらいけんかをするものだから心配するな。どんな夫婦でもやっているんだ」と言えば、子供も「そんなもんかな」と思って心配もせずぐっすり寝るわけだよ。だからそのぐらい本音をお互い出し合って、ガーッとやることだ。お母さんが隅っこでシクシク泣いていたりすると、子供も立つ瀬がないんだな。そういうことをしないのよ。

　取っ組み合いといえば、こないだうちの身長183cmの息子と取っ組み合いのけんかをしたわけですよ。「やるんだな、やるんだな」と、二人で服脱いで、私は「やるんだな」と服を脱いだらひるむと思ったんですよ、そうしたらひるまないで「やる」と服を脱ぐんですよ。収拾がつかないから四つに組んでやったんですよ。もう強いですよね、向こうは。ストーブに押し付けられそうになって、やばいなと思っていたら、娘が後ろから押してくれましてですね、その力をもらいましたから押し返すことができて上からねじふせたのですよ。それで勝ったんですよ。そうしたら息子がぽとぽと泣き始めた。「何で泣くんだ？」と聞くと、「お母さんが負ける姿を見るのは、僕は悲しくて嫌なんだよ」と言う。私が「悲しいなら何で手加減しないんだよ。もうお母さんは今日は負けそうだった。こんなんじゃいけないから、今晩からお母さんは空手道場に行く！」と言ったら、また泣くわけですよ。「何で泣く？」と聞くと、「お母さん、どうしてお母さんは普通のお母さんじゃないの？」と言うから、「何言っているんだ。これ

が普通のお母さんじゃないか」と言うと、「そうじゃないんだよ。僕に負けるからと言って空手道場に行くお母さんはどこにもいないんだよ…。」そうしたらエミリーが「お兄ちゃん、けんかしているときお兄ちゃんは目がきらきらしていて、すごいいい顔していたよ」と言ったんですよ。うるさいから近所は迷惑だろうけど、すごく大事ですよ。私もシングルマザーですから、一人で全部やらなければいけない。

　こうやって私が北海道に来ているときには、子供たちは子守りのおばちゃんと三人でおるわけですけれどね。それでもぐれないで―子供と言うのは母親の背中を見て、一生懸命仕事をしている姿を見て、ぐれてはいけないと思うらしいですから―、頑張ってやっていれば大丈夫だから。夜いないときも寂しかろうと思うのですけれど。でも私は言っているのですよ。「必ず助けがおるから心配しなくていいんだぞ」って。恐怖におののいて震えて子供たちが布団の中に入っているときは、「たいしたことないじゃないか」って。「お母さんなんか幽霊見ちゃったんだぞ。便所に行ったら幽霊がおって、たまげちゃった。本当だよ。おしっこ漏らしちゃったんだ」って。田舎では、便所は奥のほうにあるんですよ。庭を通って便所に行かなければいけない。皆寝静まっているのに、裸電球がゆらゆら揺れている中、庭を通って行くんですよ。でも行くのが怖いものですから途中でおしっこをすると、庭石のところに地図ができて、朝しこたま怒られるんだけれど。

　だから、子供は子供らしくあらねばならない。そのためには「あれはいけない」「これはいけない」と言わないで、ある程度やらせることだ。うちなんか、しつけができてないです。本当にここに連れて来ると恥ずかしいです。「ここに座っているんだよ」と言ったら、「はい分ったお母さん」と答えるけど、ぱっと見たらもういないんだよ。動き回っちゃって、いろんなの見て。「おばちゃんサル年でしょ」「何で？」「だってサルに似ているもの」。もう、何でも言うんだよね。近所で「あー伊藤さんどうもいつもお世話になってます」「お母さん、いつもお世話してくれないって言っているじゃない」「黙れ、向こう行け！」。こういうふうに、しゃあしゃあ言える子供にならなければだめだ。

　私は子供のころに「それは言ってはいけないぞ」という秘密があったんですよ。それを30年間抱えてた。その"秘密のあっこちゃん"を言うときには2時間どもって。私たちはホメオパスになるときに、一応自分をクリアにしなければいけませんので、サイコセラピストのところに行かなければならないんです

ね。それで2時間セッションですよ。行こうか行くまいか、さんざん迷ったわけですよ。私の中の秘密を話さなければいけない。32年経って、いまさら話したくないわけですよ。サイコセラピストの庭でうろうろしていたら、どうやら庭を見ていたみたいで「ミセス由井だろ、入っておいで」と言われちゃって、入ってしまったら、これを言わなければいけない。だったら最初からこのテーマでいこうかなと思ったりもして。それで言おうとしたら、どもりはじめた。「え、えー、う、うちの、は、母親が…」と2時間どもりっぱなし。その話が終わったら、スコンとどもらなくなるんだよ。いかに私にとってトラウマであったか。私が根底に男を嫌いになった理由はそこにあるんですよね。今はそうじゃないですよ。

　うちの母親は私の目の前で男に刺されちゃったわけですよ。ですから、私は筋肉もりもりの男が近づいてきても投げ飛ばせるように、中学・高校はバレーボールと少林寺にいそしんでいたわけです。すごい筋肉していました、私。一番強かった。ある日、男の子が「由井、神社に来い」と。これは私と決闘を申し込みに来たな。私一人では怖いので、二人の大柄の女の子を連れて、棒持って「何だ！」と行ったんです。向こうもやっぱり5人ぐらいいるんだよ、男が。そうしたら、相手は手紙を渡したわけですよ。私はもう血判状だと思ってますから読んだら、"寅子さんが好きで…"。「?！　何だよ馬鹿！」とか言って、でももらって帰ったんですけれどね。

　そんな感じの子供になってしまったんですよ。これはトラウマがあるからだ。髪の毛刈り上げちゃって。これも大きなトラウマがあるからだ。女の子なのにピンクの服を着ることができない、大きなリボンができないなんておかしいよ。

　私が知っている嫌な子は学校の子供だったけれど、こんな大きなリボンをつけて学校に来ていたんだよ。大きいリボンだから、見えないんだよ、前が！　私がいつもいじめて「何、このリボン」ってパンパンとやるんだよ。そうすると「寅ちゃんは意地悪」と言われる。こちらも都合のいいときはその子の家に遊びに行くんですよ、いっぱいいろんなおもちゃを持っているから。それをせしめるの。持って帰ると「お前どうした？　どっかから盗んできたのか?！」と、またそこに持って戻しに行く。盗んだんじゃない、くれたのにね。まあ、脅かしたから、くれたんだけれど。

　まずAconiteできれいにしないと、こうやっていろんなレメディーの、より深

い異常性格の人たちになっていきます。でもホメオパシーには全部処理することができるレメディーがありますから。それでもってここまで戻して、あれもこれも要らなくなった姿というのが、丸まるのあなただ。

　まず、私たちが第一に考えなければいけないのが"私たちは死なないんだ"ということだ。死ぬと思っているの？　皆。死なないんだよ。魂は未来永劫生き抜くだろ。私は何万回も生き返っているんだよ。あるときはヤマタノオロチとして生まれ、あるときは仁王として生まれ、そんなのばかりに生まれ変わっちゃって！　死なないんだよ。皆それを信じられないでしょ。それを信じられるようになったら、今日は今日で一生懸命生きて、明日は明日の風が吹くように、なるようになるんだよ。そうすると、すごく健康になるよ。食事もおいしく食べられるし、ぐっすり寝られるし、心配する必要が何もないよね。余計なものを持たないことだよ。大きな家を持ったり、とか。

　そういうふうになるためにも、レメディーをとらなければいけないです。ホメオパシーの真髄というのは、あなたがあなたらしく生きられることだ。"あなたらしく"って言ったってあなたが誰かわからないものね。薬をいっぱい飲んだり、予防接種をいっぱいしていると分裂していくんだよ。自分が誰か分からないんだから。

　私も、すんでのところで、親の言う通りだとか村の人の言う通りだとか信じるところでした。「お前はだめな人間だ」とずいぶん言われていましたから、だめな人間だというのを信じるところだった。「だめじゃない！」というこの叫び、こうやって叫んで暴れる人たちというのはまだ幸せだ。だめだと言われて「はい、その通りです。だめでございます。私みたいのはクズでございます」と言う人間はしんどいですよ。そういう人間は本当に、私より、もっともっと深いですよ。そうするといつの間にか分裂したり、人格障害が起こってしまいます。そういう人間たちは山ほどいるんですよ。そういう人たちにホメオパシーのレメディーが入ればすごくいいと思うんです。

　　　　　　　　　　　　　　　　　　　　　　（2003年3月8日）

第5章　マテリア・メディカ　＆　ケース

36種類のレメディーの簡易版マテリア・メディカを紹介します。
マテリア・メディカは各レメディーの持つ症状や特徴や基調や作用部位などが書かれたものを言います。
マテリア・メディカの見方を、Aconiteを例に簡単に紹介します。

◇Aconite（アコナイト／トリカブト）
　Acon.　　　　　　　（植物）

Aconiteはラテン語でレメディー名です。
アコナイトはカタカナ読みです。英語の発音を忠実に表記したもので、世界で通用する読み方です。トリカブトはレメディーの和名です。
Acon. は省略形で、レパートリーで使用します。
次に◎で記されたレメディーの大特徴が書かれています。
まずこれを覚えるようにしてください。
次に一般的な精神的、肉体的特徴や症状を列挙しています。
これはレメディーの持っている特徴や症状のことです。
場所は、そのレメディーと関係がある器官や部位を示しています。
Aconiteの場合、精神や脳や神経や心臓と関係があるということです。
右側というのは、それぞれの器官や部位の右側に症状が出やすいということです。
悪化とは、どのような状態になると症状が悪化するかということを示しています。例えば、恐怖やショックにより風邪をひいたり、冷たく乾いた風から体調を崩したりする人はAconiteが適合する可能性があります。逆に好転とは、どのような状態になると症状が好転するかということを示しています。例えば、外気にあたることにより不安感が和らいだり、汗が出ることによって体調が良くなる人はAconiteが適合する可能性があるということです。
このようにして、今自分の抱えている症状に最も適合すると思われるレメディーを、マテリア・メディカに記されたそれぞれのレメディーの特徴から選択していきます。

◇Aconite（アコナイト／トリカブト）
　Acon.　　　　　　　（　植物　）

　　　◎死ぬかと思うほどの恐怖
　　　◎急性のショック
　　　◎パニック症、不安症
　　　◎風邪のひき始め、熱の出始め
　　　◎あらゆる急性症状の初期

特徴：・突然恐怖が湧き上がり不安におののく
　　　・必ず死ぬと思い込む
　　　・地震、事故、けがなどで死ぬような思いをした人
　　　・すべてが急激で突発的にあらわれる
　　　・少しも落ち着けず、熱狂的になる
　　　・体は冷たく血の循環が悪い
　　　・冷たい水を欲しがる

場所：　精神　　脳　　神経（感覚）　　心臓（循環系、動脈）　　右側

悪化：　恐怖　　ショック　　感情の高ぶり　　冷たく乾いた気候
　　　　深夜（PM9:00から夜中に悪化）　　閉め切った暖かい空気

好転：　外気　　発汗　　休息

◇ Aconite　解説

心のベースに恐怖が深く根付いている場合は、どんなに努力しても愛に変容することがなく、偏った見方をしがちで、自分に対して反抗しない人や、傷つけそうにない人だけに愛情を持ち、それ以外の人を嫌います。
恐怖がしっかりAconiteで解決されない限り、人生の中で恐怖が恐怖を呼び、雪だるま式に大きくなり、人と出会うことができず、その人の人生を台なしにしてしまいます。
いかにして恐怖心なしに生きるかは、いかにして健全な人生を送れるか、ということです。
Aconiteは、急激に突然起こるもの(熱、恐怖、悪寒など)に適合するレメディーです。風邪、水疱瘡、はしか、耳下腺炎、熱の出始めなど、すべての急性症状の、特に初期に適合します。常に落ち着きがなく、恐怖心の強い子供、恐怖や激しい痛みから半狂乱になる子供に適合します。少しの不安で死ぬのではないかと考えます(＝Ars.)。
冷たい風から悪化、赤く乾燥した皮膚、目の瞳孔が開き、せっぱ詰まったような形相、恐怖や不安のストレスにさらされたとき、Aconiteの子供たちは病気を引き起こします(熱、下痢、気管支炎、喉の痛み、不眠など)。
このような子供が、大人になると常に不安の中におり、いつも急いでいて、性急で、落ち着くことを知りません。
Aconiteは、出産におけるトラウマや、成長期におけるトラウマがある子供にたいへんよく適合します。

◆ Aconite　ケース

3歳半　男児　/　排尿困難
尿がなかなか出ない。出たとしても泣き叫ぶ。
やっとおしめがとれたのに、トイレに行こうとしない。
オマルでしていても、尿が出るときに下腹を押さえて泣く。
由井：「トイレットトレーニングのときに何か問題は？」
母親：「ある夜、一人でトイレに行く、と言って行ったのですが、なかなか帰って来ません。それで、トイレに行ってみると、棒立ちになっていたんです。どうしたの？　と聞いても、返事をしませんでした。それ以来、トイレに行こうとしませんし、外のトイレも私と一緒でないと入りません」
由井：「なんでトイレが怖いの？」
子供：「ボーって音がするから」
由井：「ボーって音のするトイレなの？」
母親：「ボー、なんて、そんな音、しないですよ」
由井：「あーっ！　分かった!!　お宅にはウォシュレットある？」
母親：「あります」
由井：「それって、脱臭装置が付いているでしょう？　座ると自動的にスイッチが入る…」
母親：「そうです」
由井：「そうか、そのブー（音）が怖いんだね？」
子供：「うん」

Aconite　200C×2日間

◇Anacardium（アナカーディアム／マーキングナッツ）
Anac. （植物）

◎2つの自己（意志）がいる
◎選択できない
◎大食漢（食べることで好転する）
◎暴力的（虐待を受ける、虐待する）
◎感情の麻痺、記憶の低下

特徴： ・自信がない、自分を証明したい
・憎しみ、口汚くののしる、悪態をつく、少しのことで怒り狂う
・幻聴
・肛門、目、口、耳に栓をされた感覚、締め付けられる感覚
・勉強し過ぎると神経疲労が起こる

場所： <u>精神</u>　神経系　胃　皮膚　掌　筋肉　関節　左側

悪化： <u>精神活動</u>　感情（怒り、突然の激しい恐怖、心配）　すき間風
外気　寒冷　擦る

好転： <u>食べる</u>　消化中
耐えられる程度の熱いタオルを当てる（かゆい湿疹）

◇ Anacardium　解説

これは2つの意志が同程度の強さである子供によいレメディーです。例えば、過食、拒食、食べたいのに食べられない、食べたらいけないのに食べてしまう、勉強しなければならないのに集中できない、しかられてもしかられても忘れ物をしてくるなど、2つの意志が常に心の中で葛藤しているレメディーです。なぜこのようになったのでしょう？　本来の自分を抑圧して、自分のしたくないことを無理にしなければならない状態で、人は分裂していきます。現代の学校教育、道徳、文化、伝統など、子供にとっては窮屈なルールが多すぎるのかもしれません。

本当の自分ではない、別の自分を作らなければ適応できない環境があったということです。特に幼児や子供のころに親から虐待を受けた子供はAnacardium化してしまいます。しかし、虐待する親もまた生きてきた中でAnacardium化しなければならかった背景があります。

このような場合、親子でレメディーをとる必要があります。

Anacardiumは、天使と悪魔の両面を持っていて、どちらが出てくるかによって性格は変わります。悪魔が出た場合、平気で人を殴ったり、蛙を引き裂いたりします。そして、注意されてもニタニタ笑い、馬の耳に念仏、となってしまいます。このような怖い一面を見せる子供でも、根本は自信がなく、自分では何事も決めることができず、常に迷っているのです。自分というものを持てなくなった状況の中で、別の意志が子供たちを支配する場合もあります。あまりに自信がなくなると自分というものがなくなってしまうのです。

Anacardiumの子供は、食べることで好転します。それで、食べても食べてもまだ食べます。

まるで、孫悟空の金の輪のように、頭を締め付けられるような頭痛があります。自分のやりたいことができなくなることによって、穴という穴（肛門や耳など）に栓をされたような感じがしてきます。これは、ある意味では、自分を閉ざし、無感情、無感覚にならなければ生きられないからでしょう。勉強のできが悪く、理解力も良くありません。

それも2つの頭で考えるからです。Anacardiumの親はいろいろな物を探し求めます。自己が2つあることによって、何事にも満足できなくなるからです。Anacardiumは双子に適合するレメディーとしてもよく知られています。

◆ Anacardium　ケース

14歳　男児　/　集中力がない
常にボーッとしている。勉強ができない。しかし、人の言うことに敏感に反応し、手が付けられないほど怒る。（母親のみ相談会に来る）
優柔不断で、決められず、何も手につかない。学校も休みがちで成績は落ちる一方。このままいけば登校拒否になる。アトピー性皮膚炎が少しある。

母親：「私は今までいろいろなことに対して我慢ばかりしてきたので、この子はとても我慢が足りないように思うのです。学校に行かないときには、たたいたり、引きずったりして連れて行ったこともありました。でも、たたいても、しかっても、理解しているのかどうかまったく分からないのです」
由井：「お母さんだけ、子供を怒るのですか？」
母親：「父親も、『情けない』と言って殴っていました。おじいちゃん・おばあちゃんもダメな子扱いで、子育てを預かっている私もたいへんつらいです。ですから、なだめたり、怒ったりして、何とか学校に行ってもらおうと思って…」
由井：「皆からガミガミ言われ続けているのですね？」
母親：「『大きくなったら父親をぶっ殺してやる』なんて言うもんですから…」
由井：「家庭内暴力があるのですね？」
母親：「いいえ、怒りたいのでしょうがまだ口だけです。でも背丈もどんどん大きくなるし、これからが怖いです。
　　　私たちは厳しすぎるのですかね？」

朝　　骨サポート　1ビン
夜①　Anacardium　200C　×　3日間
　　（成長期、栄養不足、頭がボーッとする）
夜②　Anacardium　　1M　×　2日間

この子は今、学校へ行き、父親と話し始めています。そして、母の望んでいる有名校には行かないときっぱり言ったそうです。
アトピー性皮膚炎もすっかり良くなりました。

◇Antim-crud（アンチモニュームクルーダム／硫化アンチモン）
　Ant－c.　　　　　　　　　　　　　（鉱物）

　　　◎不機嫌　見られること・触れられることへの嫌悪、怒りっぽい
　　　◎大食漢
　　　◎皮膚の問題（とびひ、ヘルペス）と爪の問題

特徴：　・消化障害、白色の舌（厚い苔で覆われている）
　　　　・ロマンチックで感傷的（月光で悪化）

場所：　<u>胃</u>　<u>消化管</u>　<u>精神</u>　<u>皮膚</u>　足底　左側

悪化：　<u>冷たさ</u>　食べ過ぎ　酸っぱい物　甘い物　太陽の熱　太陽

好転：　戸外　休息　ぬるま湯　吐き続けた後

◇ Antim-crud　解説

冷えた関係やきずなをもう一度つなぐレメディーです。生まれてすぐに沐浴させられたり、母から離され保育器に入ったり、次の子供ができて、みんなその赤ん坊ばかりかわいがり、上の子のケアが足りないことから、身体的にも、心情的にも、本来ならば温かいはずの関係が、冷えた関係に変わってしまったときに必要なレメディーです。このように母子の愛が不足した場合、大人になって恋愛をし、別れがきたときにたいへん心深く苦しむようになります。それは、愛されていないという思いが常にあり、それが解決されていないので、別れが身を切られるほどの苦しみとなるのです。
またAntim-crudは窒息感のレメディーで、息が吸い込めない人や、息を吐き出せないときにもとてもいいのです。そのためAntim-crudはおぼれ死んだ人の想念取りのレメディーとも言えます。
腹の問題と皮膚の問題がともにあります。Anacardiumと同様に、食べ過ぎる傾向があります。常に腹の調子が悪く、お腹がポコンと出ている子供に適合するレメディーです。舌を見ると白い苔が生えています。
Antim-crudは、ヘルペスやとびひに適合するレメディーで、また、ヘルペスやとびひのような水疱のある発疹に適合します。
ほかに、いぼや魚の目ができやすい、爪の変形、蕁麻疹も出やすいという特徴があります。夜に熱を出します。
感情的には怒りっぽく、見つめられることや触られることを嫌悪します。一方、満月に魅せられ、自分の人生をはかなんだりと、ロマンチックで感傷的でもあります。
酸性の食べ物から悪化し、ゲップが多いのが特徴です。胃の膨満感とゲップ、夏の下痢があります。暖かい部屋に入ると咳をします。
青白い顔と湿疹があり、不器用で物を壊したり、転んだりします。
Antim-crudの子供は、母親とのきずなの問題があり、幼児教育で一番大切な、触られたり、慈しんで見つめられたりすることが大嫌いで、そうされると泣き出したり、怒ったりします。
保育器に入れられたり、母親と離れて暮らさなければいけない時期があったり、母親がいても、母は常に自分以外の誰かの世話をしていて構ってもらえなかった子供のレメディーです。

◆ Antim-crud　ケース
：
9歳　男児　／　太りすぎ
子供らしくない。甘えない。口数が少ない。母親の言うことを疑う。
夫と不仲であったため、母親はこの子によく八つ当たりしていた。
夫とはその後離婚。この子はとにかくよく食べる。
ときどきアトピー性皮膚炎が手足の関節に出る。
目を見ると嫌がり、そっぽを向く。

由井：「目、見られるの嫌なの？」
子供：（下を向いて）「うん」
由井：「何で？」
子供：「…」
母親：「注目されたくないんです。それに、かわいがろうと思って抱こうとしても嫌がり、もがくんです」
由井：「お母さんとお父さんによく怒られたの？」
子供：「怒られた、と言うより、口を挟むと『お前の出る幕じゃない！』って怒鳴られた」
由井：「どんな気持ちだった？」
子供：「二人がけんかばかりしていたから、僕はどこにいればいいのか分からなかった」

Antim-crudは、否定され続けることにより、自分を出せなくなり、ついには自分を消し去ろうとします。ですから、触られたり、見られたりすることを好みません。子供は触られたり見られたり、物事の中心になることが大好きなのに、Antim-crudは、それらの子供の感情をカットしてしまっています。
その代償として、食べることにより気を休めるのです。
Antim-crudは、過食症・拒食症のレメディーでもあります。
この子の場合、与えるべきレメディーはまず、両親が離婚した子供のレメディーとしてMag-carbが必要です（これはキットにはありません）。そして、次に母子関係の問題のAntim-crudとなります。

◇Arg-nit（アージニット／硝酸銀）
　Arg-n.　　　　　　　　（鉱物）

　　　◎パニック・パラノイア
　　　◎自己コントロール不足
　　　◎結膜炎
　　　◎あがり症
　　　◎不安感や心配事があるとすぐ下痢やおならをする
　　　◎飛行機が怖い、高所恐怖症
　　　◎てんかん

特徴：・時間に間に合わない、試験や発表会などがうまくいかない、
　　　　飛行機が落ちるなどと思ってしまう
　　　・パニックになると手足が震え狂うのではないかと不安になる
　　　・喉のイガイガ
　　　・たいへん衝動的で焦ってしまうのでうまくいかない
　　　・速く歩き早くしゃべる
　　　・多動児
　　　・体は温かい
　　　・甘い物、しょっぱい物が好き（味の濃い物が好き）

場所：精神　神経（脳、腹部）　粘膜（腹部、目）　腸

悪化：狭い所　高い所　広過ぎる所　窓がない所　人込み
　　　甘いもの（多動と下痢）　試験　発表会　新しい場所や環境

好転：外気、冷気、速く歩く

◇ Arg-nit　解説

Arg-nitは、『不思議の国のアリス』に出てくる金時計を持ったウサギのようなレメディーで、いつも急いでいて、始終時計を見ています。Arg-nitはドスンと丹田に気をおろすレメディーです。Arg-nitの人たちは、地に足が着かない状態がずっと続いています。衝動的で、パニック症のために、いつも事故や事件に巻き込まれたりします。高い所、狭い所、広過ぎる所、人がいっぱいいる所…すべてが苦手です。

閉所恐怖症はえてして、胎児のころ、早いうちから母親の子宮内の張りが頻繁にあった人がなりやすく、Arg-nitはそんな人によく合います。子宮壁が胎児にドンドン迫ってくる恐怖、とも言えます。パニック、心配症、いろいろなことを先々心配してパニックになる癖があります。また、多動、甘いものが好き、高所、閉所、広所の恐怖症、てんかん、新生児の結膜炎、ゲップが出ない、おならを伴う下痢、などが特徴です。

新しい環境に適応できず、テスト前やパフォーマンス前にはあがってしまい、うまくできなくなりますので、少しでも新しいことがあるとおなかが痛くなり、下痢をしたり、おならをして学校に行けません。

喉の痛みは、まるで喉に骨が刺さったようになるので、飲み込めません。

声の使い過ぎの喉がれにも合います。

頭痛は、勉強のし過ぎや頭を動かすことによって起こります。

それは頭をはちまきでしばり、圧迫すると好転します。

見た目は、やせていて、神経質、年より老けて見えます。

Arg-nitは、いろいろなことをイメージしたり、予言して怖がる子供に適合します。彼らは甘い物を欲しがります。しかし、甘い物で悪化し、下痢したり、おならがブスブス出ます。

お母さんが妊娠中に心配事が多く、ありもしないものに対してまで想像して心配した場合、生まれてきた子供はArg-nit化します。

そして、へそ消毒として硝酸銀（Arg-nit）を塗ることも、パニックを起こしやすいArg-nitの子供を作っていきます。

◆ Arg-nitのケース
：
6歳　女児　/　怖がり　下痢
今度小学校に上がるが、これまでの友達のいない新しい学区なので、不安で落ち着けない。
今日も電車できたが、乗り遅れるのではないか、ホメオパシーって怖いの？その先生はどんな人？　などとずーっと母に聞いていた。
特に時間に遅れることに対し心配する。
食べるのも、歩くのも、しゃべるのも早い（この性急なところは母親も同じ）。

由井：「この子を妊娠中、どんな状態でしたか？」
母親：「臨月まで仕事をし、上の子もいましたので、とても忙しく、疲労困憊していました。時間が惜しいので、計画を立てて何でもやっていたのですが、空回りすることも多く落ち着けませんでした。
　　　胎教に悪いとは思ったのですが、借金があったもので…」
由井：「忙しくしていたのですね。そういう場合、子供もなかなか落ち着けなく、Arg-nitというレメディーの状態になってしまうことが多いんです。甘い物は？」
母親：「妊娠中は食べたくてよく食べましたが、母乳をやめてからは、あまり食べたくなくなり、今はむしろ塩っぱい物が好きです」
由井：「おなかの赤ちゃんが、甘い物を欲しがっていたんですね」

Arg-nit　200C×3日間

◇Arsenicum（アーセニカム／砒素）
Ars.　　　　　　　　　（鉱物）

　　◎食中毒 のNo.1レメディー、下痢、嘔吐
　　◎胃腸炎
　　◎心配性、不安、癌や死に対する恐怖
　　◎死を受け入れたくない
　　◎アレルギー性鼻炎、花粉症
　　◎強迫観念
　　◎心身の疲労衰弱
　　◎アトピー性皮膚炎を治して以来の喘息
　　◎黒い色を好む
　　◎やせすぎ

特徴：・健康に対する心配や不安が常にあり、少しのことでも癌、
　　　　エイズなどではないかと考える
　　　・心配から喘息が起こる
　　　・分泌物（鼻だれ、帯下、汗など）で（鼻の下、性器、皮膚など）が焼け
　　　　るようにただれる
　　　・焼けただれるような痛み
　　　・果物や水っぽい食物で消化不良を起こし、脂っぽい物を食べら
　　　　れない
　　　・体がたいへん冷たい　右側の疾患
　　　・神経質、疑い深い、潔癖症
　　　・独りでいたくないが、誰かが近くにいるのが嫌
　　　・ジフテリア

場所：消化器系　呼吸器系　皮膚　肺　血の循環　肝臓　脾臓　粘液

悪化：冷たい物　果物や野菜　運動　午前2時　心配事　病気

好転：暖かいところや物　横になる　高価なものを値切って買い取ったとき

◇ Arsenicum　解説

死にはしない、死なないぞ、とこの世にしがみつくレメディーです。霊が起きあがる丑三つ時の午前2時に変化し、太陽の日差しがかげることで悪化、墓で悪化します。彼らが死を受け入れるには、物質界から、より精神界へ入らなければスムーズにいけません。どんな形でも、生き延びようと願うことによって、別の生命体の癌を作り出します。Arsenicumは癌のNo.1レメディーと言っていいでしょう。

癌は細胞的に本来あるべきではない感覚の芽生えから始まり、その感覚を維持することによって癌の物質を作り上げていきます。

また、Arsenicumは火に焼けただれて死んだり、毒により内臓が焼けただれて死んだ人の想念取りのレメディーでもあります。体は冷たく、疲労しています。疲労し、体力がなくなっていますが、落ち着かず、不安になったり、心配したりします。下痢、嘔吐に適合するレメディーの代表的なものです。死に対する恐怖（Aconite）、予防接種や薬害にも適合します。

Arsenicumの子供は独りでいることができません。とっても気難しく、批判的で注文が多く、子供にしてはきれい好きです。ベットに入っても眠れず、右や左へ動き、最後にはベットの回りを歩き始め、親を呼びます。温かい飲み物をチビチビ飲みます。Arsenicumの子供は不安、心配、落ち着けないことから、病気を起こします（喘息、下痢、不眠、食欲不振、花粉症）。AM1：00〜3：00に悪化、また、冷たい物から悪化します。Arsenicumの子供は青白い皮膚をして、虚弱そうに見えます。子供らしくなく、部屋もきちんと片付いていて、片付かないことに対して心配します。身だしなみもきれいで、服や手が汚れることを嫌悪します。粘液が出ると焼けるようにただれ、赤くなります。

親が心配症で、汚いものに触らない、戸締まりや火の元の点検ばかりする等していると、その子供はArsenicum化します。

子供も大人も"こだわること"がテーマです。少しのことでもこだわり、とらわれてしまう悪い癖があります。お金がなくなること、病気、常に死に対して不安があるのは、Arsenicumです。

◆ Arsenicum　ケース
：
5歳　女児　/　喘息　下痢をしやすい　多動　不安症
気難しく、感情の高ぶりが激しい。
感情が高ぶったり、母親が留守をすると喘息を起こす。
こだわりがひどく、しきりに顔を洗ったり、何度も布団の位置を変える。夜、なかなか寝付かない。夜になると病気をする。
小さくきゃしゃな感じだが、Silicealほどではない。
きれいな身なりをしていて、小さな大人のような感じ。

由井：「何か怖い物ある？」
子供：「おばあちゃんの写真」
由井：「どうして？」
子供：「おばあちゃん、死んだのにニコニコ笑ってるから」
由井：「だって、それは写真でしょう？」
子供：「写真でも怖い。
　　　おばあちゃん、死ぬ前、病院でうんうんうなっていた。死ぬのは痛いのに、どうして笑っているの？」

Arsenicumは死に対する恐怖へのNo.1レメディーです。
この恐怖のために落ち着きがなく、こだわるので、また落ち着かなくなるのです。Arsenicumは、安堵という言葉が見つかりません。それは、人間が死を恐れる以上、病気を怖がる以上、永遠に安堵を見つけることができないのです。そんな人々にArsenicumです。

Arsenicum　200C×2日間

◇Baryt-carb（バリュータカーブ／炭酸バリウム）
Bar-c.　　　　　　　　　　　　（鉱物）

　　　◎恥ずかしがり屋で臆病、内気で優柔不断、隠れる
　　　◎扁桃腺の肥大と硬化（風邪後、毎回、扁桃腺炎を引き起こす傾向）
　　　◎寒冷に対して極めて敏感
　　　◎笑われている、うわさ話をされている、観察されているという妄想
　　　◎発達不全（精神的・身体的・特に生殖器）

特徴：・理解、行動、動作が遅い
　　　・精神薄弱
　　　・自信がまるでない
　　　・不快な足の汗
　　　・ダウン症候群
　　　・小人症
　　　・人の言うことをすぐ信じる
　　　・子供っぽい
　　　・顔に蜘蛛の巣が張ったような（Alumina）
　　　・よだれ

場所：　栄養　精神　脳　腺（扁桃腺・前立腺）　心臓　神経　血管　肺

悪化：　人と一緒にいること　冷たさ　横たわる　圧迫

好転：　身を包んで暖める　一人でいる

◇ Baryt-carb　解説

努力して成し遂げるより、流れのままに、自分がなく、何となく生きている人たちのレメディーです。
人にだまされたり、すぐ人の言うことを信用し、宗教に入って宗祖に言われるままその通りにしてしまう人たちです。胃カメラや大腸癌検診などをしすぎると、論理的な考えを持った脳が侵され、理数的なことがまったくわからなくなったり、痴呆が進んでしまったりします。
Baryt-carbは体毒の排出能力が著しく悪く、体毒は常にリンパ節の中にとどまって、体液や血液の循環の悪さがあります。
小さく、腺病質の子供のレメディーです。精神的にも肉体的にも成長不足と弱さがあり、記憶すること、学ぶことができません。
学習能力不足、しゃべり出しが遅い、しかししゃべり始めると何をしゃべっていたのか、途中で分からなくなってしまいます。
智恵遅れ、体の運動機能の遅れ、低身長、リンパのはれ（喉の扁桃やアデノイド）、風邪をひきやすく喉がはれると、はれがひどく何も飲み込めないため、唾液が外に垂れることなどが特徴です。何かと病気になりやすく、病院通いが絶えません。
常に口をポカンと開いて鼻垂れをズルズルさせていて、ときには飲み込んでしまう子供です。
大きくなっても人見知りが激しく、親の後に隠れ、ほかの子供と一緒に遊べません。怖がりで恥ずかしがり屋で小心者。人が怖いのです。お母さんとだけ遊びたいのですが、遊びを教えてもなかなか理解できません。
Baryt-carbは、ボケーッとしてのろまで、学校でいじめられる子供に合う代表的なレメディーです。人から笑われ、さげすまれ、彼らは魂的に傷ついていて、もう学校へ行かなくなることが多いです。
すぐギブアップしないで何とか彼らに頑張って努力させる方向にもっていくためにもBaryt-carbが必要です。
Siliceaも小さく虚弱ですが、Siliceaの場合は、頭が良いです。

◆ Baryta-carb　ケース

5歳　女児　/　出生時からの内斜視　注意力散漫
少し知恵遅れがある。ほかの子と遊べない。自分の殻にこもる。
注意されても同じことを繰り返しやめない。ときどき奇声を上げる。
就学するまでに、先生や人の言うことを聞けるようにしたいと、親は口うるさく注意したり、ときどき折檻する。
特定の人のことを恥ずかしがるが、人なつこいところもあり、人に擦り寄っていくこともある。
斜視（内側に偏位）の目を人に見られるのが嫌で下を向く。
人の話を理解しているのかどうか分からない。
喉のリンパ節のはれが常にある。よく風邪をひく。

Baryta-carbの子供は理解することができず、笑われたり、しかられたり、折檻されたりするので、まずは子供の屈辱感、怒りに適合する
Staphysagriaを与えます。

Staphysagria　200C×2日
その後、理解不足の根本レメディー
Baryta-carb　200C×3日

斜視は自分を卑下すればするほどひどくなる傾向がありますので、この子をありのままに受け入れ、できるだけしからないことです。
また、Baryta-carbは脳に適合し、ボーッとして何もやれない、またはやりたくない子供によく適合します。
この子は、画期的に理解力が付き、人とも協力し合えるようになりました。内斜視もどんどん良くなってきています（内斜視には、原因に合わせ、ほかのレメディーが必要となります）。

◇Belladonna（ベラドーナ／セイヨウハシリドコロ）
　Bell.　　　　　　　　　　　　　　　　　（植物）

　　　◎<u>高熱</u>のNo.1レメディー、熱のための幻覚
　　　◎脳炎、髄膜炎、熱性痙攣
　　　◎どの症状でも赤く、熱く、波打つような痛みがあるもの
　　　◎頭痛
　　　◎日射病
　　　◎うっ血
　　　◎ガラスのような目

特徴：・赤い発疹が出る猩紅熱のような高熱で、瞳孔が開きらんらんとし
　　　　ている　手足は冷たい
　　　・脈が大きく波打つ
　　　・顔だけ真っ赤になっている
　　　・熱の間幻覚を見る
　　　・たいへん怒りっぽく触られたくない
　　　・イチゴ舌
　　　・柑橘系の飲み物を欲する
　　　・面疔、関節炎、乳腺炎で患部が赤く波打つような痛みがある

場所：喉、目、口などの粘膜　中枢神経　右側　皮膚　リンパ節　脳

悪化：頭が冷やされる　午後3時　隙間風　振動

好転：顔を後ろに曲げる　半身起き上がった状態

◇ Belladonna　解説

Belladonnaは歯を食いしばったり、かみ付きたい衝動があります。このような症候は高熱が出た人に多いのです。高熱が頻繁に出る人は、発熱のため細胞から魂が抜けてしまうため、本来の自分自身から隔たっているか、あるいは本来の自分が分からなくなり、表面的にうわべだけで人生を生きようとするようになってしまいます。赤くて、熱くて、ズキズキするのがBelladonnaの3つの特徴です。熱は急激に上がり、顔が真っ赤になり、乾燥しテカテカとほてっています。
目は瞳孔が開きガラスのようにウルウルしています。
頭はズキズキとうずくため、光や接触、音に敏感になります。そして、それらから悪化します。熱が出るとせん妄状態になり、幽霊や妖怪を見て叫び声をあげます。興奮してかみついたりします。
急激な感情の起伏があり、怒ったり泣いたりと忙しいです。
赤くはれたねぶと、水疱瘡、はしか、耳下腺炎などの高熱や、百日咳における渇いた咳と熱に適合し、少し粘液が出てくるまで使用します。喉の赤く、熱くてズキズキする痛みに適合します。
感情は興奮しやすく怒っていて、口もきかない、たいへん難しいものです。高熱が出ているときは、うわ言を言ったり、見えないものが見えて怖がります。頭は高熱でも手足は冷たいのも特徴です。
Belladonnaは強い根本体質を持っています。そうでないと、こんな高熱を出す力もないのですから。

◆ Belladonna　ケース

猩紅熱
顔が真っ赤になっていて、赤い発疹が一様に頭や顔にある。
目は充血し、扁桃がはれている。頭がとても熱いが、汗が出ない。
泣くので、持ち上げて抱っこしたり揺すったりするが、それによりさらに泣き叫ぶ。そしてときどき怒ったりかみついたりする。

Belladonna　200C×2時間ごと
1回目で少し眠り、
2回目で汗が多量に出てきたのでレメディーをストップ。
Belladonnaは、汗が出始めると治癒への前兆です。
頭への多過ぎる血液の流れ、充血、激しい炎症にもよく適合します。
要するに、一部分への多量の血液の流れが、赤みと充血、脈打つような感覚、高熱を引き起こしているということです。

◇Bismuthum（ビスマス／蒼鉛）
　Bismu.　　　　　　（鉱物）

◇　Bismuthum　解説
このレメディーにはカルマ的な要因が多いように思えます。生まれつき、困難な人生が待ち受けているようなレメディーです。
常に独りぼっちで、次から次へと問題が起きてしまう人によく適合します。そしてしまいには自殺をほのめかしたり、実際に自殺を試みます。Bismuthumの人からは、よく自殺という言葉が出てきます。自分だけではなく、自分が関係する人たちが自殺したとか、その話を繰り返ししたりします。いつ苦しみに出会うかと、オズオズ、ビクビクし、独りぼっちではいられません。Pulsatilla、Lycopodium、Gelsemiumも怖がりで、独りぼっちではいられませんが、それら以上に、とにかく近くに人がいないと不安で不安でなりません。
吐く癖があり、水を飲んでも、すぐに吐きます。しかし、冷たい水を欲しがります。大人になると、胃癌になったりします。あたかも前に毒を盛られて死んだことがあったかのように吐き出します。
子供は少しぞんざいな口のきき方をして人を命令調でこき使います。諦めることがなかなかできず、しつこく求めます。
落ちること、高所、殺人、毒を盛られる、自殺などに恐怖心を持ちます。落ち着かず、ソワソワして、勉強にも身が入りません。
Bismuthumは侍、将軍、王様が主権を失ったとき、いつ実刑がおりるかと待っている、そういう人のレメディーと言えます。
母親の手を離せず、寝ているときも母親の耳たぶを触ったり、指を吸ったりしながら眠ります。歯が生えにくく、歯ぐきの炎症を起こし、それとともに嘔吐が見られます。

◆ Bismuthum　ケース

9歳　男児　/　自閉　多動　注意力散漫
少しもじっと座っていられない。口のきき方がおじいさんのように偉そう。母親が常に近くにいないと怒る。
生まれてすぐから夜泣きが激しく、母乳をまったく受け付けずに吐く。
この子の前に3回も流産しているので、すごく気を付けたつもりだが、生まれたときに産声をあげなかった。赤ちゃんなのに、老人のような恐ろしい顔をしていて、母親もビックリした。
今も肉や乳製品、甘い物を欲しがり、果物、野菜はいっさいとらない。
由井：「砂糖をとるより多動になるので、なるべく控えたほうがよいです」
母親：「甘いものを食べさせないと怒鳴り散らすんですよ」
由井：「それならば、黒砂糖にして下さい」
子供：（突然、私に向かって）「お前、偉そうだなあ！」
由井：「こんな口のきき方をするの？」
母親：「いつもそうなんです。電車で人が座っていると、『どけ！』と見ず知らずの人に言うので、困り果てています」

① 　Helium　　200C　×　3日
　　※自閉症のNo.1。お近くのホメオパスにご相談ください。
2週間あけて
②Bismuthum　200C×3日
1か月後（再相談）
前は少しも落ち着かなくてウロウロしていたのに、今日はおとなしく、私の机の下に小さくなっている。ときどき私のスカートをめくる。
① 　Hyoscyamus　200C×3日
　　※プッツンになってしまっている状態に
2週間あけて
② 　Anacardium　200C×3日
　　※2つの自己をひとつにする
今は子供らしい笑顔も見え、言うことをよく聞けるようになり、ドンドン良くなってきています。

◇Borax（ボーラックス／ホウ砂）
Bor.　　　　　　　（鉱物）

　　　◎下降する動きへの恐怖とそれによる悪化
　　　◎音でびっくりする
　　　◎眠りから覚めると怖がって泣き叫ぶ　睡眠中悲鳴を上げる
　　　◎アフタ（粘液は透明で濃厚）
　　　◎母乳を飲ませる母と母乳で育てられる乳児の疾患

特徴：・神経質、不安、落ち着かない
　　　・外気への欲求、しかし冷たい空気で悪化する
　　　・アフタ性口内炎　カタルの傾向
　　　・粘液便
　　　・眼瞼炎
　　　・小児が食事を拒絶、あるいはほとんど食欲がなく体重も増えない
　　　　（出生外傷後）
　　　・外傷が化膿しやすい
　　　・階段を降りるときのめまい
　　　・帯下（多量、蛋白様、糊状）

場所：後頭部　栄養（神経、粘膜）　口　皮膚　腎臓　膀胱　右側

悪化：下降する動き　突然の音　寒冷　ぬれる　睡眠中　月経後
　　　車に乗る　乳児　小児　果物　喫煙　排便前・排尿前　接触
　　　右側を下にして横になる

好転：排便後・排尿後　午後11時　圧迫　手で痛む側を押さえる

◇ Borax　解説

魂レベルの高次の世界から、物質界の身体世界に下降しながら入る、ということがうまくいかなかった人のレメディーです。下降する恐怖はここからきているのでしょう。だから、主たる自分がなく、親の言うことに翻弄される、混乱した人間によく合います。

これは恐怖心の強いレメディーで、特に下降する動き（エレベーター、ジェットコースター、階段から下りる、飛行機の下降中など）に対して恐れを持ちます。この恐怖は、出生時（子宮上部から下降するとき）のトラウマからきていることが多いように思います。

Boraxの人は、難産のことが多いようです。音に対しても神経質です。僅かな音の刺激でビクビク起きてしまう赤ちゃん、口内炎かアフタ性口内炎ができやすい、おむつかぶれしやすい赤ちゃんにピッタリです。

この子たちに"高い・高い"をすると、顔をしかめて泣き出します。

彼らにとって、「眠りに落ちる」ということもたいへんな恐怖となるため、ビクビク不安がり、眠らせるのにたいへん苦労します。

Boraxは、真菌等のカビによく適合しますので、子供の膣炎には、Pulsatilla、Sulphurとともに使用して下さい。

皮膚は不健康で、傷が治りにくく、乾いて潰瘍になったりします。

ヘルペスにはBorax、Nat-mur、Rhus-toxが合います。

Boraxの子供は、自分が何をしたらよいのか分からず混乱しています。

また、自分を疑っているため、自分の中に価値を見いだせません。

そのためいつまでも子供っぽく歩き、しゃべり、トイレットトレーニング等の学びが遅くなります。自分というものをしっかりと確立していませんから、大人になるにつれて分裂気味になる傾向があります。

◆ Borax　ケース

8歳　女児　/　幻聴
寝付きが悪く朝起きられない。乗り物酔い。皮膚疾患を起こしやすい。
幻聴は「こうしなさい！　ああしなさい！」という女の人の声で、ときどき聞こえ、不安になる。特に夜、入眠時に多い。

由井：「いつから幻聴は始まったの？」
母親：「6歳のとき、自分の部屋で寝るようになってからです。
　　　2段ベットなので、下には2歳違いの妹が一緒なのですが、怖がるんです」
由井：「それまではお母さんと一緒に寝ていたのですか？」
母親：「そうです。家族全員、川の字になって寝ていました」
由井：「他に何か怖がる物はありませんか？」
母親：「夏の花火が上がる音にもビクビクします」
由井：「出産はどのようでしたか？」
母親：「先ず、逆子と分かったので、色々なことをしました。何とか頭を下にもって行きましたが、今度は頭が骨盤の下のほうになかなか降りずに困りました。生まれて来るまでに丸々24時間かかりました。生まれてきたときは、手を固く握って、たいへんストレスがかかったかのように見えました」
由井：「夜泣きもひどかったのですね？」
母親：「ええ。抱いている間はいいんですが、布団に下ろすと、すぐに起きて泣き出すんです」
由井：「お母さん、この子は2段ベッドの下の段に寝かせて下さい。
　　　または畳の上の布団がよいでしょう」

Borax　200C×3日間

◇Calc-carb（カルカーブ／カキの殻）
Calc.

　　◎<u>成長期</u>の子供のレメディー（骨や歯）
　　◎出生体重3,500g以上の子供の根本体質レメディー
　　◎骨や歯の問題（歯の生えが遅い、もろい骨）
　　◎リンパのはれ
　　◎下痢をしやすい
　　◎風邪をひきやすい
　　◎石を作りやすい（腎臓結石など）
　　◎涙腺の詰まり（結膜炎）

特徴：・ブヨブヨと太った赤ん坊の根本レメディー
　　　・消化吸収が悪く骨や歯などに問題を起こす
　　　・常に手足に冷たいヌメーッとした汗をかいている
　　　・汗が酸っぱいにおいがする
　　　・体は冷たく湿っている
　　　・毎日決まったことをやれるが、予定が狂うことは嫌がる
　　　・宿題を終わらせてしまわないと遊べない
　　　・おとなしく引っ込み思案、不安症で残虐なTV番組が見られない
　　　・頑固で融通が利かない
　　　・ゆで卵が好き
　　　・変な物（土やガラス）などを食べることがある

場所： 骨　リンパ腺　血液　肺　心臓　皮膚　粘膜　免疫　静脈

悪化： 濡れる　冷える　疲れ　歯の生え始め　牛乳　成長期　生理
　　　不安

好転： 便秘　乾いた暖かい所　日々の繰り返し

◇ Calc-carb　解説

ブヨブヨ太った大きな赤ん坊。将来的には歯や骨の問題を起こし、恐怖心が強く、犬や病気、残虐なことを怖れます。
汗も便も尿も酸っぱいにおいがし、リンパ腺をはらしやすく下痢が多い。
ゆで卵を好みよく食べます。ほかにもチョークや生ジャガイモなどの食べられないものを食べたがります。
常に冷たいヌメーとした汗をかき（頭と手と足に）、スタミナが足りないので一人で座って何もしないでも幸せに感じます。しゃべり出しや歩き出しが遅い。決まったことしかできない。頭が悪いからではなく、恐怖心が強いのでそのようになります。
冷たい湿った気候で悪化、そして風邪をひきます。太陽で悪化、ミルクを飲むと下痢をします。消化不良で常に下痢をしています。扁桃腺の慢性的なはれがあります。
Calc-carbの子供はカルシウム代謝が悪いので骨の問題や奇形を起こしやすいのです。見た目の太った容姿よりもはるかに弱く、病気になりやすいのが特徴です。
大きな頭で、泉門がいつまでも閉まりません。寝ると頭にたくさんの汗をかきます。
下痢が頻繁にあるため、便秘すると健康になったように思い喜びます。
Calc-carbの子供はニュースや残虐なテレビを見られません。
かきの殻から作られたレメディーですから、常に自分に強い殻を付け防御しようとします。カキの中身は軟らかく、本当は自分は強くないことを知っています。

◆ Calc-carb　ケース

2歳　男児　/　いまひとつ元気がない
頭の泉門が閉まらず、触るとベコッとへこんでしまう。
生まれたときから2本、上の歯が生えていたが、その後の歯がなかなか生えてこない。生後より、体重増加不良。ミルクでよく下痢をする。風邪をひきやすい。言葉が遅い。人が来ると怖がり、すぐ泣く。
このような子はこのままにしておくと、いずれ、骨の問題やリンパ節、腎臓の問題を起こすことが多くなります。

　Calc-carb　　200C×3日間

◇Capsicum（カプシカム／唐辛子）
　Caps.　　　　　　　　　　（植物）

　◎悪寒、不器用、不潔、怠惰
　◎冷たい空気やすき間風で悪化
　◎うつ、ホームシック（引っ越し、故郷を離れた後の疾患…不眠等）
　◎咳の間のほとんど無関係の部位の痛み
　◎焼けるような／刺すような痛み、熱では好転しない
　◎最初の動作で悪化　連続した動作で好転

特徴：・日課を変えることへの嫌悪
　　　・すぐ感情を害する（陽気だが、つまらないことに腹を立てる）
　　　・赤い頬の太った人
　　　・唐辛子などの刺激物への欲求（コーヒーで悪化）
　　　・粘膜の焼けるような痛みを伴う疾患
　　　・赤い顔と鼻、しかし触ると冷たい（偽性多血症）
　　　・慢性的な中耳の化膿（乳様突起に関係）
　　　　乳様突起に触れるとひどく痛む

場所：　<u>粘液</u>　喉　腎臓　骨　乳様突起　血液　<u>左側</u>

悪化：すき間風　冷たさ（空気、水）皮膚を露出する　湿気　入浴
　　　食後　大量の飲酒　夕方　動き始め　外気　左側

好転：連続した動作　熱　食事中

◇ Capsicum　解説

　唐辛子から作られるレメディーで、辛い（からい）は辛い（つらい）とつながります。母子のつらい関係によって、例えば堕ろされそうになった子供、お乳を思う存分飲めなかった子供、そのうえ、お乳を止めるために、乳首に芥子を塗られた子供たちなど、お乳や臍の緒から栄養をとることができず、満足ゆくまでおっぱいを吸えなかった人のレメディーです。栄養がなくなる危機感で食べ過ぎて丸々と太り、今を地獄のように思い、苦しみと闘っています。
　Capsicumは望郷心のレメディーです。唐辛子の原産地は南米ですが、今では世界中で栽培されています。唐辛子は、世界中に広まりましたが、故郷を離れ、望郷心を感じているのかもしれません。
　Capsicumの赤ん坊は子宮に戻りたがり、顔を真っ赤にして泣きます。
　この子の問題は、過ぎ去った良き時代への望郷心からきていて、過去に生きていることです。今この瞬間瞬間の中には自分がいません。
　自分を満足させるために、食べて食べて、食べまくります。その結果、ドンドン太っていきます。大きくなると、辛い物に目がなくなります。そして喉のヒリヒリ感を伴う扁桃炎を繰り返し起こします。
　今に生きていませんので、不器用で転んだり、物を壊したりします。気もそぞろ、という言葉がピッタリです。
　このようになる原因として、引っ越し、海外に行く、出産後、母からのケアが足りなかったことなどがあります。過食症で来られたある女性は『私は生まれたくなかった。できればもう一度子宮に戻りたい。
　あまりケアをしてくれなかったお母さんに腹が立つけど、お母さんも仕事で忙しく怒ることもできない。よそのお母さんと子供はあんなに仲良くしているのに私は…』とさめざめと泣きます。母子の絆の、どうしても手に入れられなかった楽園を追い求めているのです。Capsicumを与えることが、過去を乗り越える助けになると思います。
　Capsicumの子供はアトピー性皮膚炎になることが多く、扁桃腺炎とアトピー性皮膚炎を繰り返します。ここにも母子のきずなの問題があります。
　この子供たちのアトピーは赤くただれたように、ヒリヒリと痛がゆいものです。

◆ Capsicum　ケース

11歳　男児　/　望郷心

私の息子は、この11年間に4回ほど大きな引っ越しを体験しました。特に大きな引っ越しは、私が日本に帰るときです。彼は、日本の文化、日本人であることを受け入れようとしません。とにかく英語をしゃべり、英国は素晴らしい、早く英国に帰してくれ、英国にいるお父さんに会いたい、と泣きます。年に2回、休暇で英国に行き、日本に戻ってくる直後にはいつも、三日三晩泣きはらし、食べ物も受け付けません。とっても悲しそうに泣きじゃくります。「この子を父親の元においてくるべきではなかったのか？」と、後悔もしましたが、やはり今は、私がこの子を見るべきだと思い直しました。悲しみのレメディーであるNat-mur、父親との離別のレメディーであるMag-carb、不安な心にCausticum、2つの意志があるAnacardium等をあげましたが、それでも休暇から戻ってくるたびに、このように泣きます。

あるときCapsicumを飲ませてみたところ、大きな変化がありました。今では、「僕はティーンエージになったら（中学校を出たら）、英国に帰る。それまではここで、お母さんと妹と一緒にいる」と、覚悟を決めたようです。そして、日本人の友達も少しずつできて、風邪もひきにくくなりました。

◇Causticum（コースティカム／水酸化カリウム）
Caust.

◎すべての不正に我慢できない
　権力への抵抗　理想主義的　革命的
◎とても同情的、同情から泣く
◎<u>麻痺疾患</u>（顔面、膀胱、声帯、筋肉など）
◎冷水をすすることで好転
◎燻製された物、燻製肉への強い欲求
◎焼けるような、皮膚がむけたようなヒリヒリする痛み

特徴：・虐げられている人や貧しい人を助ける
　　　・他者と一緒に悩む
　　　・義憤から、徐々に麻痺が進行する
　　　・麻痺（感情、精神、肉体）
　　　・筋肉、腱の硬化
　　　・どもる
　　　・乾性の深い咳
　　　・重度の火傷
　　　・不随意の排尿
　　　・いぼ（爪の周囲、眼瞼、顔、鼻尖）
　　　・甘い物への嫌悪　薫製肉への欲求

場所：<u>神経</u>（運動、感覚）　<u>筋肉</u>（<u>膀胱</u>、喉頭、四肢）　呼吸　皮膚
　　　右側

悪化：<u>乾燥した冷たい空気</u>　極端な気温　前に屈む　抑制　コーヒー
　　　夕方　活動　晴天　乗物の動き　発汗中　新月　ぬれる

好転：<u>冷たい飲み物</u>　洗う　寝床の温かさ　軽い動作　暖かい空気

◇ Causticum　　解説

人生での苦難やトラウマのために、細胞レベルでゆがんでしまった人で、その場合、不安・恐怖は腎臓にいき、その後膀胱、喉にきて、それらの細胞が固くなり、排尿の問題のおねしょや失禁、喉の発声の問題のしゃがれ声や失語症が起きます。

人生の中で、出くわさなくてもよいような逆境に早くから遭遇してしまった子供にとてもよいレメディーです。この子供たちはショックの後、指にイボを作ったり、寝入りばなにおねしょをしたり、どもったり、チック症になったりします。よく喉がかれて、声が出なくなります。不安な出来事が続くことにより、泌尿器系の筋肉が麻痺し、咳などでおしっこが漏れるようになります。

子供における関節炎やリウマチの発症とともに、生きるうえでのトラウマがあったならば、Causticumです。この子供たちは筋力が弱く、ヒョコヒョコと体を揺すって歩きます。同情的なので、ほかの子が泣いていると、この子も泣きます。常にビクビクして、また同じような苦しみが起きるのではないかと恐れおののいています。不安なまま眠りますので、おねしょをしてしまいます。犬や独りでいることを恐れます。

不公平なことに対して敏感に反応しますが、それは常に公平に扱われず、何事に対しても犠牲になってしまうのがCausticumだからです。

子供のころから苦難の人生を歩んできたために、大人になると、人に対してたいへん同情的になります。特に少数民族や反政府派など、窮地に陥っている人たちを助け、公平にしていこうとします。ウーマンリブ運動もこのはしりです。常に人生に問題が起る人はCausticumです。

分泌物はアルカリ性で、焼けるようになります。

重い火傷にもCausticumを使用します。

◆ Causticum　ケース

8歳　男児　/　難読症　少々どもる　まばたきが多い
5歳のときにドーベルマンにかまれてから、どもるようになった。
それまでは犬が大好きで、そのときもドーベルマンの頭をなでようと思い、手を出したらウーッとうなったので、怖くなり、走って逃げた。
なぜだか、首輪が外されていて、追いかけられてお尻をかみつかれ、近所の人に助けられた。その夜に入院し、狂犬病の処置をしたが、それ以来、怖い、怖い、と言い、独りで眠ることができなくなった。
小学校で朗読ができず、皆から笑われて以来どもりがひどくなった。
父も母も働いているので、鍵っ子である。焼けるような喉の痛みがあり、よく喉をからす。
：
由井：「まだ犬が怖いの？」
子供：「もう犬は怖くないけど、今は人間が怖い」
由井：「なぜ？」
子供：「僕がどもると、笑いをこらえているのが分かるから」
由井：「笑われても、いいじゃないの」
子供：「その笑った子、僕の親友だったんだ。その子も笑いたかったのに、今まで我慢していたんだ」
由井：「緊張するとね、もっとどもりがひどくなってしまうから、おばちゃんが、緊張しない魔法のレメディーを出してあげよう。これには魔法の力があってね、飲むと気持ちがゆったりとして、しゃべるときにも、ゆったりとしゃべれるようになるんだよ。
　　　そしてね、皆から笑われても、ちっとも気にならなくなる、勇気が出るレメディーなんだよ」

　　　Causticum　200C×1ビン　　必要なときにとるよう指示。

◇Cina（シーナ／駆虫草）
　Cina　　　　　（植物）

　　　　◎<u>疳の虫</u>、不機嫌（小児の顕著な特徴）
　　　　◎触られる、優しく扱われる、見られることへの強い嫌悪
　　　　◎<u>寄生虫</u>に関連した症状
　　　　◎腹部を下にして横たわりたいという欲求
　　　　◎白っぽい便　飢えたような食欲
　　　　◎鼻をほじる、またはさする　鼻くそを食べる
　　　　◎疾患とあくび　体を硬直させる

特徴：・怒りっぽい（ChamomillaよりもCina 以上にたちの悪い子供はいないと言われている）
　　　・常に不機嫌な子供（頭をなでられることが大嫌い、優しくされることも、見られることも嫌い）
　　　・夜間叫び声を上げる、歯ぎしりをする
　　　・腹部を下にしないと眠れない子供
　　　・睡眠中、理由なく叫び声を上げる、凝視する、硬直する

場所：<u>神経</u>（脳脊髄、<u>腹部</u>）　消化管　目　粘膜　小児　<u>左側</u>

悪化：<u>接触</u>　寄生虫　いら立ち　見られる　<u>睡眠中</u>　満月　あくび
　　　知らない人　優しく扱われる　冷水　外部の圧迫

好転：腹部を下にして横たわる　目を軽くこする　動作
　　　母親におんぶされる、抱っこされる

◇ Cina　解説

Cinaは体内微生物バランスの崩れによいレメディーです。腹の虫がはびこってしまい、腹の虫の性格が出てくるようになります。イライラと怒りっぽく、気が狂ったようにかきむしり、かみつき、意地が悪く、手がつけられません。調和を嫌い、不平不満ばかりを言う人間になります。逆にそのような人間は、体内微生物バランスが崩れ、虫がわきやすくなるのです。Chamomillaよりも癇癪玉で、怒ると手のつけようがありません。何をしてあげてもつむじを曲げて、気に入ることがありません。これは、腹の中の寄生虫と関係があることが多いです。

寄生虫が腹にいる場合は、常に鼻をほじる、肛門をポリポリかきむしる、などの症状が顕著に認められます。ときどき、その鼻くそを食べたりします。それを止めようものなら、激怒して、注意した者を怒鳴り散らします。あんなにいい子だったのに、何でこんなふうに、癇癪ばかり起こすようになってしまったんだろう？　と不思議に思うときには、腹の虫の発生と関係するCinaをとってみてください。

よく食べますが、やせています。酸っぱいにおいの汗をかき、軟便をします。腹の疝痛のために、おなかを丸め、胸に膝を付けるようにして眠ります。睡眠中はギリギリと歯ぎしりをしたり、寝言を言ったり、突然、叫び声を上げたりします。おねしょもします。顔が青白く、目の周りにはクマができていて、唇をかみしめる癖があるので、とても恐ろしく見えます。手足や顔をしきりに動かします。

◆ Cina　ケース

4歳　男児　/　全身アトピー性皮膚炎

至るところに包帯を巻いて、動くと痛いものだから、母親におんぶされて来た。母親を馬のようにけり、「前へ進め！　後ろへ下がれ！　この部屋に入れ！」と、怒鳴って命令しています。

相談会場で子供をいすに下ろすと、「バカー！　おんぶしろー！」と怒り、しまいには金切り声を上げて、泣き叫びます。

その場でCina 200Cを飲ませましたが、すぐにペッと吐き出しました。

もう一度口に入れると、やっとおとなしくなりました。

Cinaは、皮膚のレメディーではありませんが、このように全身の　かゆみと痛みのために、怒り心頭に発した際に、必要なレメディーです（このお母さんはChamomillaをあげていましたが、うまく適合していなかったようです）。

ちなみに、この子の全身のアトピー性皮膚炎は、マヤズム治療で画期的に良くなりました。

※マヤズム治療は、知識と経験が不可欠となりますので、専門のホメオパスにご相談ください。

◇Coffea-cruda（コフィアクルダ／生のコーヒー豆）
　Coff.　　　　　　　　　　　　　　　　　（植物）

　　　　◎痛み(痛みに対して過敏で弱い、痛みから絶望的になる)
　　　　◎過度の興奮、過度の精神活動、過度の喜びからの疾患
　　　　◎興奮して眠れない子供(特にうれしいことがあると興奮して
　　　　　眠れない)
　　　　◎歯痛(氷のような冷たい飲み物で好転するのが特徴)
　　　　◎赤ん坊の夜泣きでなかなか寝ない(歯の生え始めによる)
　　　　◎喜びから悪化する　音と接触で悪化する
　　　　◎イライラ
　　　　◎絶え間ない咳とはしか、またははしか後

特徴：・怒り　興奮　過度の喜び　うれしい驚きからの疾患
　　　・過度の精神活動(豊富な考えから不眠を引き起こす)
　　　・行動するのが速い　機知に富む
　　　・外気への嫌悪
　　　・更年期の疾患
　　　・すべての感覚がより鋭敏になる(特に音)
　　　・接触で悪化

場所：　神経　循環　生殖器　精神　女性　右側

悪化：　音　接触　におい　冷たい外気(風の強い天候)
　　　　精神的(感情；活動)　食べ過ぎ　ワイン　夜
　　　　突然の感情(過度の高揚、過度の喜び)
　　　　麻酔薬、睡眠薬、麻薬　ぬるま湯を口に含む

好転：　横たわる　休息　氷のように冷たい水を口に含む

◇ Coffea-cruda　解説

コーヒーを飲むと、膵臓から消化酵素が出ます。この消化酵素は、作るのに3時間かかります。食事の前にコーヒーをとってしまうと、この消化酵素を作るのが間に合わず、食べ物は消化酵素なしに腸へ送られてしまいます。そうして段々消化器官が弱くなります。

頻繁に飲むコーヒーは、精神が立ち、弱くなります。外的影響（声、光、振動）に敏感に反応するようになります。また一度興奮すると、なかなか落ち着けない傾向があり、特に話を聴くことにより悪くなります。交感神経の緊張が高く、副交感神経の緊張が弱いのが特徴です。

コーヒー豆にはたくさんのカフェインが含まれています。

神経の興奮のNo.1レメディーで、敏感、不眠、痛みによく適合するレメディーです。子供で、興奮しやすく、精神的刺激を受けやすいときに使用します。音、光、味、におい、接触など、五感すべてに敏感で、寝てもすぐ目を覚まします。痛みに弱く、歯痛のときはラジオのスイッチを入れても玄関のベルが鳴ってもビクンと痛がります。歯痛は、冷たいもので好転します。しかし、冷たい風や冷たい気候で悪化します。それらの痛みはイライラを起こし、泣き叫び、歯の治療が受けられないほどなので、そういう場合は、Coffea か Chamomillaをあげて下さい。頭痛で、頭をかきむしるほどの痛みにも合います。

ベッドに入っても、興奮し、ベラベラしゃべりまくっていたり、いろいろな考えが巡り、なかなか眠りにつきません。

この子供は幸せ過ぎたり、よいことがあったりしたときは、必ず不眠になるのです。考えが頭の中でグルグル回転し、計画を一杯立てたり、論理立てたりして眠れなくなります。スイッチを切ることができません。笑ったり、泣いたり、感情の起伏が激しい人です。

Coffeaの人は、知的で、物覚えが良く、活発な頭を持っています。
しかし、これがたいへん極端過ぎるのです。
すべてを敏感にキャッチしますから、調子のよいときは動き回り活発で、よく勉強し、睡眠不足になりがちですが、なかなか良い子供です。しかし、いったん病気になったりすると、この敏感な精神が痛みをたいへん強め、まったく手がつけられなくなります。

麻薬の禁断症状にも使います。

◆ Coffea-cruda　ケース

4歳　女児(私の娘)／　寝ない　興奮症　新しい出来事に対する不安
明日は、新幹線に乗っておばあちゃんの家に行く予定。
初めて新幹線に乗るので列車の本を出しては小躍りして奇声を上げ、喜び寝ない。もう11時になっているのに、目はパッチリ開いている。
「寝なさい！」と灯りを消したが、いまだベッドで右や左に動き、しまいには逆立ちしてしまうありさま。
「明日は早いんだから早く寝なさい！」と言うと「どうやって寝ていいか分からない」と泣き出す。

Coffea-cruda　30C

口に入れた途端、フニャリとなり、3分後にはグースカ寝ていた。

◇Cuprum（キュープロム／銅）
　Cupr.　　　　　　　（金属）

　　　◎痙攣（感情的・身体的に痙攣した人）
　　　　不随意の痙攣性のぴくぴくする動き、がくんとする動き
　　　　手指や足指から痙攣が始まる
　　　◎熱性痙攣　てんかん　ひきつけ
　　　◎小児の行動障害（たたく、唾を吐きかける、狡猾、いたずらをする、
　　　　人の真似をする、従順さと強情さが交互に現われる）
　　　◎冷水を飲むこと、発汗で好転する　接触で悪化する
　　　◎顔色の青さ、表面の冷たさ　死亡したように見える

特徴：・真面目な人、堅苦しい精神（自己批判）
　　　・警官に追われている妄想
　　　・月経前に悪化

場所：神経（脳・脊髄）　消化管　上腹部　腹部　筋肉　血液　左側

悪化：怒り　抑制（炎症、分泌物、発汗、発疹）　酷使　動作
　　　暑い天候　嘔吐　睡眠不足　接触　腕を上げる
　　　冷たい空気、冷たい風　妊娠中　新月　月経前

好転：冷たい飲み物（痙攣、咳、吐き気、嘔吐）
　　　心臓の上を圧迫する　発汗中

◇ Cuprum　解説

脊髄、小脳、肺によく効き、それらの器官の神経が麻痺する傾向に合います。自分自身がどんどん失われていくような感覚があり、たわいもなく独り言を言ったり、怒り狂ったりして、社会からどんどん離れていく人です。感情をコントロールすることができず、突然号泣することもあります。会社や学校で問題児となりやすいのはこのせいです。

銅は金にはなれず、しょせん銅であるという認識ができずに、母親が子供に勉強を強いるとき、上司がCuprumの部下に重い仕事を言いつけるとき、何事にも自分の力以上にやろうとして、このように崩れていくのです。銅は一番電気を通す金属で、このことから、放散するような熱や、電流が走るようなてんかんによく適合します。

Cuprumは、熱性痙攣の症状に最適なレメディーとして知られています。高熱から引きつけを起こしたり、器官の麻痺から窒息しそうになる症状に適合します。Cuprumはだいたい、午前3時に悪化します。

Belladonnaよりも熱がはるかに高く、坐薬を使わなければならないような子供の高熱に適合します。また、高熱からてんかんを起こす新生児に適合します。興奮して眠れなかったときにも、てんかんを起こしやすいです。高熱からのてんかんが起こった際にCuprumをとることで、てんかんからの脳障害を起こしにくくなることが広く知られています。

子供では、足がつりやすく、指がポキポキ鳴ります（特に親指）。そして手の指の痙攣を起こしやすく、冷たい飲み物を飲みたがります。しかし、引きつけを起こしているときには水を与えてはいけません。気管支に水が入り、呼吸困難で窒息してしまうケースがあるからです。

百日咳、コレラ、サナダムシに適合するレメディーでもあります。不安・恐怖から生じる舞踏病にも適合します。銅板を身に付けるとコレラにならないという言い伝えがインドにあり、コレラと銅の間には、関係がありそうです。味覚の特徴として金属味がします。

子供の下痢のレメディーでもあり、特に夏に、熱とともに起こります。精神的な特徴は、怒っていて、怒鳴り散らします。発熱中は幻覚を見て、ひきつけるような笑いが止まらないこともあります。人が近づくことを嫌がります。凶暴で、ときどき近づく人をかむこともあります。

◆ Cuprum　ケース

1歳　男児　/　てんかん　高熱を出しやすい
まず、おなかの痛みがあり（疝痛：差し込み）その後、食べた物を吐き、てんかんを起こすパターン。
てんかんが起ると歯を食いしばり、引きつけ、舌をかみそうになるので困る。おしっこも漏れる。叫び声を上げる。
出生体重は2,000グラム（未熟児）。胎盤早期剥離のため、緊急に帝王切開となる。黄疸と高熱のため、集中治療室に1か月間入る。
その後、1年して、てんかんが起きるようになった。
今、痙攣止めの薬を飲んでいる。
（※この子の根本体質はSiliceaであり、Siliceaの根本体質の上に、後天的にCuprumがのっている状態です）

① 　Cuprum　200C×3日間
2週間あけて
② 　Silicea　200C×3日間

1か月後
Cuprumを飲ませた後、てんかんが1週間ほど頻繁に起り、どうなることかとたいへん心配で、相談する。このままもう少し様子を見るということになり、薬を増やさず、様子を見ていると、てんかんの回数がどんどん減ってきた。そして遅れていた歯生も改善され、歯が生えてきた。Siliceaを飲むころにはてんかんが劇的に減っていた。
Siliceaを飲み終わった後は、体が丈夫になったようで、よく食べるようになり、体が一回り大きくなっていた。

このケースにおけるてんかんの原因は、母から離されたこと（隔離）、注射、集中治療室から醸し出される雰囲気に対する恐怖がメインだと思います（もちろん、薬害もあると思いますが、この子の受けた薬害にもCuprumは適合します）。

◇Euphrasia（ユーファラジア／コゴメグサ）
　Euphr.　　　　　　　　　　　　（植物）

　　　◎花粉症時の目の症状
　　　◎結膜炎
　　　◎熱い酸性の涙が出て止まらない
　　　◎太陽の光や風で悪化・嫌悪
　　　◎はしかが始まったときの涙目、風邪様の症状のとき
　　　◎多量の痰を伴う咳（百日咳）、夜に好転する

特徴：・目全般の疾患（涙は刺激性でひりひり焼けるように痛む）
　　　・風邪、咳、インフルエンザ
　　　・焼けるように、刺すように痛む目と光への嫌悪、絶え間ないまたたき
　　　・日中のみ多量の粘液を伴う咳（夜に好転する）
　　　・夕方に悪化、煙で悪化
　　　・無月経と鼻・目のカタル性疾患
　　　・患部の腫脹（患部を水で洗うことで好転する）

場所：粘膜（<u>目</u>;<u>鼻</u>;胸部）　左側

悪化：<u>日光</u>　<u>風</u>　暖かさ　部屋　<u>夕方</u>　朝　寝床で　湿気　接触

好転：外気　またたき　目をふく　暗闇　横たわる

◇ Euphrasia　解説

目の粘液（結膜炎、花粉症、涙目、ドライアイ）によく合います。風が吹くと涙目になります。目が悪くなった原因が腎臓からきているのです。ホメオパシー的生理学で言うと、腎臓は風・空気です。

Euphrasiaは目・腎臓によく効きます。精神的には、人を受け付けず、人と話をしたくありません。過去の出来事に思いをはせています。

コゴメグサの花の雄しべは、黒く、その二つの黒い点が、まるで両眼の瞳を表しているかのように咲いています。

かつてパラソーサスが「象形薬理説」を唱え、形が似ているものは、その同じ形の器官を治すと言われていました。この象形薬理説は、ホメオパシー（同種療法）の異なる側面と考えられています。

Euphrasiaは、ギリシャ語で、喜びを意味します。それは、視力が弱く目が見えにくかった人が、このお茶をとると、視力が戻ってきたためにこの名前がつけられました。コゴメグサの近くに行くと、眼鏡がよく壊れるという言い伝えもあるほど、目に良いとされています。

目を美しく光らせ、健康にしていきます。英語では Eye Brightといい、「目が輝いている」という意味です。

Euphrasiaは、花粉症で、主に目に症状が出る人に適合するレメディーです。涙目とクシャミが特徴です。Allium-cepa（タマネギ）は、どちらかというと鼻水とクシャミに合います。赤い目頭や、ときには目全体が赤くなり、目の縁はプックリ膨れています。太陽や光をまぶしがり、目を開けられません。結膜炎では、真っ赤になり、熱い涙がタラタラ出て止まらず、冷たい水をあてがいたい人に使います。

目の中がゴロゴロして痛く、常にイライラしています。炎症の初期に使用します。Arg-nitは、結膜炎の中期のように、目が赤肉のようになっている症状に適合します。急性の細菌性の炎症には、Euphrasiaが合いますが、目のケガをした場合には、ほかのレメディーを使用してください。肝臓からくる目の問題は、専門のホメオパスに相談してください。目の炎症、花粉症、結膜炎、目のすべての問題にEuphrasiaは適合します。赤い顔をしていますが、手は冷たく、熱が出てきます。はしかの初期にも、Pulsatillaと一緒に使用します。百日咳で、深く息が吸えず、朝に痰がたくさん出る症状にも適合します。

◆ Euphrasia　ケース

18歳　女学生　/　花粉症
夏にブタクサ草花粉による花粉症が出る。
涙がひっきりなしに出て目が結膜炎になってしまい赤くなる。
白目も濁り白目の皮が一枚浮いたようになり、コンタクトは絶対入れられないので、牛乳ビンの底のようなメガネをかけて学校へ行く。
6〜7月までは精神的にも苦しく、思春期も重なり、内向的になってしまい学校へ行きたがらない。

Euphrasia　30C　随時（通常毎朝、ひどいときは朝と夜）

※花粉症は、体内の水銀中毒によることも多いので、Mercuriusも必要になります。

◇Gelsemium（ジェルセミウム／ジャスミン）
　Gels.　　　　　　　　　　　　　　（植物）

◎インフルエンザのNo.1レメディー、微熱が続いて長引く風邪
◎麻痺　引きつり　筋無力症　虚弱　肉体疲労
◎ブルブルする震え、背中がゾクゾクする風邪
◎頭痛
◎はしか
◎喉、節々の痛み
◎下痢（不安症、心配、恐怖）

特徴：・体全体が重い、筋肉が重い、自分の体重を支えられない
　　　・筋肉の麻痺、パーキンソン病
　　　・虚弱、気力がない、ボーッとしている　神経は緊張している
　　　・風邪をひいて以来体が弱くなった
　　　・緊張、試練、混乱を恐れる、平安を求め邪魔を嫌う
　　　・上がり症で何を言ったか覚えていない
　　　・不安、心配、恐れ、伏し目がち
　　　・大量の排尿、しかし水分をとらない
　　　・めまいと眠気
　　　・顔は赤黒く紅潮
　　　・麻薬や薬の害
　　　・斜視

場所：脳、脊髄（後頭）運動神経（筋肉）目（眼瞼、視覚）粘膜　左側

悪化：動揺　緊張　心配　恐怖　春　湿気　太陽　人の接近

好転：排尿　発汗　体を揺り動かす　アルコール飲料　排泄

◇ Gelsemium　解説

このレメディーは、自分の身体を持ちこたえることができず、気絶しやすい傾向にあり、気を失う前に何かをわしづかみにして倒れ、崩れ落ちることを拒む人に合います。落ちることや転ぶことをたいへん恐がる人です。このような人の場合、緊張が著しく、肉離れになったり、骨が折れたり、小児麻痺になります。

難産で、生まれるときに時間がかかった人は、何事に対しても怖がるようになります。また、嫌な出来事が繰り返し起こることによって、それを乗り越えられず、また起こるのではないかと不安が増していく人です。この人々は人前で話ができません。

このような不安は、腎臓を痛め、膀胱が麻痺し、おしっこが出ているときもあり、Gelsemiumは排尿があると好転します。

Gelsemiumは筋肉麻痺に適合するレメディーです。ですから、筋無力症や活力のない子供に最適です。上がり症であったり、緊張症でブルブル震え、今にも倒れそうな子供にもよく合います。

インフルエンザが長引き、なかなか治りきらないときや、骨にしみるような痛みを伴う高熱を出す子供によいレメディーです。

Gelsemiumの子供は体を支えていること自体が重そうに見え、ヨタヨタと倒れるのではないかと心配になります。それは脊髄に麻痺があるからかもしれません。

Gelsemiumは脊髄灰白質炎や、ジフテリアにかかった後の筋肉麻痺のレメディーです。めまいがして、ぼやけた視力があり、特に熱を出している最中にそのようになり、体を起こして歩くことができません。

視神経によく合い、斜視のレメディーでもあります。

大きな動物ににらまれたウサギのように、体が麻痺して逃げられず、そこにうずくまってしまうのがGelsemiumです。

◆ Gelsemium　ケース①

3歳　男児　/　3歳でも1歳ぐらいの大きさしかない。
早期胎盤剥離のため、1,800gで生まれ、保育器に入る。成長が遅く、ヨタヨタ歩き、走れない。少量しか食べられない。背骨の成長が悪く、疲れやすく、寝てばかりいる。小児麻痺もあるかもしれないと言われた。不安症で、新しい人、出来事を嫌がる。一年中風邪をひいている。緊張すると、オシッコが増える。相談会のいすに座るときも、おじいさんのように「どっこいしょ」と、おそるおそる座る。

朝　骨サポート×1ビン
夜①　Gelsemium　　30C×5日間
夜②　Gelsemium　　200C×3日間
1週間あけて
夜③　Silicea　　　200C×2日間

この子は1か月で6cmも背が伸びました。そして、しっかりと歩き、走ることもできるようになりました。
ポリオのワクチン接種を受けないように説明することが大切です。
ポリオワクチンを接種することで、小児麻痺や脊髄炎を起こしやすくなるからです。

◆ Gelsemium　ケース②

3歳　女児　/　医者への恐怖
医者や注射を怖がり、ギャーギャー泣く。
高熱の後に斜視になった赤ん坊。
高熱のため入院し、抗生物質の点滴を受け、その後ウトウト寝てばかりいた。
熱が下がった後、斜視に気づいた。
Gelsemium　　6C×14日間
　　　　　　　200C×2日間
病院の注射、医者に対する恐怖、そして斜視にGelsemiumが合います。

◇Hyoscyamus（ハイオサイマス／ヒヨス）
　Hyos.　　　　　　　　　　　（植物）

　　　◎兄弟間の嫉妬（次に生まれてきた子供への嫉妬心のために性
　　　　格が変化した子供）
　　　◎ばかっぽく、ヘラヘラ笑ったり、服を脱いで性器をいじくったりす
　　　　る子供
　　　◎裏切られた気持ちから、たいへん疑い深くなり、性格異常をきたす
　　　◎夜に立て続けに咳が出て横になれない
　　　◎脳障害とてんかん

特徴：・多弁、または無口な傾向　独り言
　　　・極端な羞恥心のなさ（露出狂）、あるいは恥ずかしがり屋
　　　・手をいじり回す、指をいじり回す、衣類をむしる
　　　・てんかん（不随意の痙攣性のぴくぴくする動き、不随意の痙攣性
　　　　のがくんとする動き、痙攣）
　　　・嫉妬と偏執狂的疑い（毒殺されるだろう、殺されるだろう、観察さ
　　　　れている、周囲の人に傷つけられるという妄想）
　　　・激しい感情の爆発、特に嫉妬、疑いから、または失恋後
　　　・小児の自慰

場所：　精神　　脳　　神経　　筋肉[顔；目]　　血液

悪化：　感情（突然の激しい恐怖、嫉妬、不幸な恋愛）　接触　横たわる
　　　寒冷　睡眠　月経開始時　月経時　飲食　休息

好転：起き直る　前に屈む

◇ Hyoscyamus　解説

Hyoscyamusは感情的問題、特に変質じみた、嫉妬深い、疑い深い状態のときに用いられます。なぜそのようなことになるのかというと、自分に弟や妹ができることにより、母親に捨てられ、もはや母親の愛は自分にはないとばかり嫉妬をし裏切られた気持ちになっていくからです。

Hyoscyamusのような人は、人から毒を盛られる、人が自分をじっと見ている、人が自分をだますと思い込んでいて、けんか腰になり、卑猥なものの言い方をしたりします。しかられても、へろへろ笑ってあっかんべーをし、服を脱ぎ捨てて性器を見せたりする子供には、このレメディーが必要です。狂乱していて落ち着きがなく、ふとんの中にじっとしていられません。瞳孔は開き、野性的な顔をしていて（＝Bell.、Stram.）、猿真似やピエロのような振る舞いをし、裸になりたがります。このような行動を恥ずかしげもなくやり、抑制できません。

恋愛からの失望、嫉妬、疑いから、このようになりやすいのです。

そして凶暴になり、人を殺そうとします。痙攣を起こしやすく、幻覚や、妄想があります。寝入りばなに、体がビクンとなり、目覚めることがよくあります。深い眠りについていても、無意識に毛布の毛玉をむしったり、ふとんやシーツをかいたりします。

たいへんおしゃべりかと思うと、急に無口になり、しゃべらず、ジーッと同じところを見つめています。

食欲が旺盛でよく食べますが、失禁したり、無意識に便を漏らしたりします。

◆ Hyoscyamus　ケース

3歳　女児　/　指しゃぶり　性器を触る
5歳の姉がわがままで常に母親を独占する。自分のほうが小さいのにずっと我慢している。
突然服を脱ぎ、お尻をたたいて踊り出す。怒られると部屋の隅で指しゃぶりをし、泣きながら横になっている。よく髪の毛をいじり抜いてしまう。
5歳の姉は、この子を突き飛ばしたり叩いたりする。

　姉妹両方に　Hyoscyamus　200C×3日間

Hyoscyamusは、Stramoniumとともに多動児に適合するレメディーです。

◇Ignatia（イグネシア／イグナチア豆）
Ign.　　　　　　　　　（植物）

　　　◎突然の不幸、急性の悲しみ
　　　◎死別、離別、離婚、失恋などのショック
　　　◎失神、ヒステリーのNo.1レメディー
　　　◎歯のかみ合わせ、顎関節症（TMJ）
　　　◎顔面の引きつり
　　　◎生理痛
　　　◎悲しいのに笑ったりする（泣き笑い）

特徴：・理想と期待感が強い、ロマンチック、ノスタルジック
　　　・悲観、失望、ため息、悲しみの後の頭痛
　　　・静かに悲しむ、さめざめと泣く、または号泣する
　　　・慰められると心にもない言動をする
　　　・変わりやすく矛盾する症状、コロコロ変化する感情
　　　・間断なく食べ続ける傾向、拒食症、過食症
　　　・PMS
　　　・痙攣時に喉の引きつり

場所：感情　神経

悪化：悲しみ　心配　慰め　外気　コーヒー　たばこ　しかられる　屈辱

好転：大量の排尿　痛いほうを下にして寝る　激しい運動　温かい飲み物

◇ Ignatia　解説

患者さんからのお手紙
　＜私は中学校の終わりになって母親から「この町ではいいことがひとつもなかった。父も死んだし、町の人は皆意地が悪いし。だからお前の兄のいる町へ引っ越しするが、お前はどうする？」と聞かれました。どうする、ではなく、一緒に行くだろうと言ってくれると思っていたので、少し動揺すると、「高校はこっちに残るんだから、ここに一人でいてもいいよ」と言われ、そうするかと何も考えずに決めました。
　その後母親が引っ越しの準備をし、次々に家の中が空になっていきました。そして母親が荷物の積みこまれたトラックに乗り込み、ずっと私に手を振っている姿がとても脳裏に焼き付いています。
　私は、母親のいなくなった布団だけ残っている家で1か月独りで寝泊りし、4月になると入学する高校の町へ引っ越していきました。
　この1か月間は、自分の中の寂しさに身もだえするほどでした。昼間は学校で友達と遊んでいたのですが、夜はひとりぽっちで、孤独で、母がいたときを懐かしみました。でも母のいるところへは行けませんでした。母のことを好きだけど、どこかでこの人とは一緒に暮らせないと思う、心の葛藤が常にあったからです。
　3番目の子供はいらないとばかり、何度も堕されかかった私としては、母が私を心底から愛してくれたのかどうかは分かりませんでした。
　その後、働きに働き、それなりに出世もしましたが、心は常に満たされることもなく、崩れ落ちるような恋愛に苦悩していました。
　あれから20年もたった今、ひょっとしたら私はIgnatiaが解決していないのではないかと、Ignatiaをとったとたん、喉や心臓部にあるつかえがスーと引いていくのが分かりました。31年ぶりに母親に電話したとき、母は入院し、点滴で生きている状態でした。都合をつけて逢いたいことを伝え電話を切りました。3日後、兄からの電話で「母親がご飯を食べ始めて、元気でいる」と伝えてきました。そのとき初めて、40年もたって、私はこの母親から本来は愛されていたのだと心の底から分かったのです。レメディーはすばらしい。ホメオパシーはすばらしい！＞

IgnatiaはSt.Ignatia＝聖イグナチア豆からできています。聖イグナチアはある女性への悲恋の末、個々の愛から大きな人間愛に気付き、「私はすべてから愛されている」と分かったのです。Ignatiaは、別れのレメディーです。会うは別れの始めなり。どんなに恋しい友、親、ペットでも、いつかは別れのときが来ます。

生命は生まれ死ぬという形態をとっているのであり、生き続けることはできません。Ignatiaは死の別れを理解するためのレメディーです。

Ignatiaをとると悲しみが半減するのではなく、より大泣きをし、心にたまった涙を吐き出すのです。そうして、吹っ切れ、もういいかと思えるようになるものです。人間は泣きたいときに泣き切っていないことが多く、それゆえ、いつまでもその悲しみを引きずっていくのです。

世間では、泣くのは男の恥だ、泣くのは弱い、人前で泣くなといろいろ言われ過ぎです。泣きたいときには人目を気にせず、ハラハラ泣きましょう。Ignatiaは、泣きたいときに泣けるレメディーです。

Ignatiaはまた、気分がコロコロ変わる子供のレメディーです。

このようになる前は、一生懸命ベストを尽くしたのですが、実らなかった場合に表れます。自分は何をしてもダメなんだと失望し、悲観に暮れ、泣いたりわめいたりします。理想が高く、その理想に到達できなかったことにより悪化し、すべてをあきらめ、「All or nothing」の考え方をしています。手に入らないものを追い求めているのでしょう。Ignatiaはよく泣きますが、泣くことで同情を引いたり、泣くことで手に入らないものを手に入れようとする傾向が強いです。しかし、Ignatiaの人は、手に入らないものは要らないのだ、ということを分からなければなりません。

他にIgnatiaは、心の中に常に矛盾があり、葛藤をしています。

こうしたいのにできない、こうありたいのになれない、どうして?! どうして?! と叫んでいます。ため息をついたり、しゃっくりをしたり、笑ったり、泣いたり、たいへん忙しく、山の天気のように変化します。

喉が詰まり、常に何か抱えています。たぶん、満ち足りない気持ちの想念の塊なのでしょう。たばこの煙をたいへん嫌がる傾向があり、タバコから頭痛、吐き気を起こします。失望、別れ、死別、悲しみ、ヒステリー、暴食、拒食があったら、すぐにIgnatiaを使ってください。

◆ Ignatia　ケース

14歳　女子　／　生理が来ない
12歳から初潮があり、13歳までしっかり来ていたのに、この1年間まったく生理がない。前は頑張り屋でいい子だったのに、近ごろは気難しくて、すぐに気落ちし、泣く。学校での友達の言葉や先生の言うことをいちいち気にする。
前から食が細かったが、今は何も食べない。

由井：「お母さん、お子さんの生理が止まる前に何かありましたか？」
母親：「いいえ、強いて言えば、この子が4才のときに飼った猫が死にました」
由井：「どのように死んだのですか？」
母親：「それが分からないのですよ。庭に倒れ、死んでいたんです。この子が発見して」
由井：「○○さん、この猫かわいがっていたんだね」
子供：涙をうっすら浮かべて、こっくりとうなづく
由井：「お母さん、その死んだ猫をどのように処理したのですか？」
母親：「この子が庭に埋めてというので隅に埋めました。
　　　毎年、そこに白い鉄仙花が咲くのですが、その猫も真っ白だったのです」
由井：「この子はそのときずいぶん泣きましたか？」
母親：「私たちはクリスチャンですから、『猫は天に召されたのよ、天界でイエス・キリスト様のところで大切に育てられているわよ』と言いましたら、コックリうなづいて、『そうよね』って涙をふきました。その後は猫の会話を家族では避けて来ました」
由井：「お母さん、この子は、まだまだ泣き足りていません。
　　　天に召されたなんて良い子にならず、全員で、ワーワー泣くべきだったんですね。今からそれをしましょう」

① 　Ignatia　200C×3日間
② 　Ignatia　1M×2日間

◇Lachesis（ラカシス／蛇毒）
　Lach.　　　　　　　（動物）

　　　　◎左側全体がわるい
　　　　◎左側の喉の痛み（固形物だけ食べられる）
　　　　◎偏頭痛
　　　　◎躁うつ症
　　　　◎血圧が高い
　　　　◎出血（どす黒い）
　　　　◎PMS（月経前症候群）
　　　　◎更年期障害でカーッと熱くなる
　　　　◎心臓がドキドキして息苦しい

特徴：・頭と口の回転が速く鋭い舌鋒、おしゃべり
　　　・口八丁手八丁で楽しいが、疑い深く嫉妬深い
　　　・極端に走る、高慢で狂信的、宗教を信じやすく熱狂的になる
　　　・セックスにふける傾向が強いが、まったく興味がないように拒否する
　　　　ときもある
　　　・生理痛は生理が始まると痛みがやわらぐ
　　　・復讐心が強い（失望、失意に対して）
　　　・舌をペロペロ出す癖がある

場所：　心臓　血液　循環器　女性性器　神経（皮膚、血管、胃、肺）
　　　　左側（喉、卵巣）　左から右

悪化：　更年期　起床　酒　暑い（日、部屋）　熱い飲み物
　　　　かすかに触るものに敏感　服の圧迫　首周り

好転：　外気　冷たい飲み物　生理中・生理後　固形物　体液の流出

◇ Lachesis　解説

不公平がなければ、このレメディーは立ちあがりません。世の中が人間を比べ、上下の差をつける以上、上のほうにいれば偉い人間だとばかりのさばり、下になった人は上をうらやましがり。このようなことは現代ますますひどくなり、その人自身の価値や個性はどんどん認められなくなり、人をより狂暴にし、他人よりのし上がることのみを賞賛します。そんなとき、おれはどうせ嫌われ者とばかり、ねたみや自己卑下、嫉妬の念が沸きあがり、ヘビのような執着心を持ち、ヘビのようにずる賢くなっていくのがLachesisです。不平不満がいっぱいに詰まって、いつも口をとんがらせて文句ばかり言う人間です。

頻繁にマスターベーションをしている若者のレメディーです。性的なことに目覚める時期に必要なレメディーです。自分が進んで行くためには、敵を殺さねばならない。自分をコントロールする、親から独立しなければならないとひそかに思っています。この子供たちは激しい嫉妬心と猜疑心があります。前は親が言うことをよく聞いていたのに急に反抗するようになり、あれこれ理由を並べて、口で言い負かそうとします。憎まれ口をたたいているうちに喉がはれ、熱が出始めます。

特に左側の喉が紫色に変色し、炎症を起こしています。耳まで痛みが走り、水を飲み込むことすらできません。

この左側の喉の炎症は、パンやご飯などの固形物をかまずに飲み込むことによって好転します。Lachesisは、高熱が出ると幻覚を起こし、動物やヘビ、女の人や赤ん坊などが見えます。

家族の食事のときでもしゃべりたいのでかむ暇もないように見えます。若いうちから酒を飲みたがり、飲むと少し色っぽくなったりします。朝はまったく起きられませんので「起きなさい」と毎日50回ぐらい言わなくてはなりません。やっと起きたかと思うと外を見て「あーあ、雨だ、学校行かない」と言います。

Lachesisは雨が嫌いなのです。熱に弱いので、カンカンに照る太陽も嫌いです。食事ももっとゆっくりかんでいればいいのに口いっぱいにほおばり、3回かんだらゴクンと飲み込みます。

外気が好きで、密封した部屋や首のきつい服は着られません。

Lachesisの子供は目に特徴がありギラギラ光っています (= Tarentura)。

◆ Lachesis　ケース

11歳　男児　／　頻繁に起こる喉の痛み
咳が出やすい。酸欠状態になりやすい（唇が紫色になる）。
鼻血が止まりにくい。鼻血は黒い血の塊がドロリと出ると止まる。
反抗期らしく、こうしなさいと言っても「yes」といわず、「いや…でも…」が必ず付き、親の言葉を遮ってしゃべる。
先生がひいきをしていることに対してしきりに腹を立てている。
母親がお兄ちゃんのことを褒めると、すねて部屋から出てこない。
きついのが嫌でガボガボ服（大きな）を着たがる。靴紐さえしめない。
繰り返しヘビの夢を見る。

由井：「お父さんとお母さんの言うことに腹を立てているの？」
子供：言いにくそうにチラリと母親を見てだまる。
由井：「お母さん、少しの時間この子と2人だけにして下さい」
子供：「この前、ずいぶん前だけど、お父さんとお母さん裸で抱き合って寝てた」
由井：「フーン、それで嫌いになったんだ。お父さんとお母さんがいたから君ができたのにね」
子供：「なんかそのとき、嫌な感じした。いつものお母さんじゃなくて…」
由井：「フーン、君もそんなの嫌だと思ったことがなかなか忘れられないんだね」
子供：「うん、僕どんどん悪い子になっているんだ。お母さんもお父さんもお兄ちゃんのほうが好きらしいから、僕もお母さんとお父さんを嫌いになったんだ」

① 　Lachesis　200C×2日間
一週間あけて
② 　Cenchris
　　※アメリカンマムシ
　　　性的なことを目撃した子供のNo.1レメディー

◇Lycopodium（ライコポディアム／苔杉）
Lyc.　　　　　　　　　　　　（植物）

　　　◎心配症
　　　◎いじけ（親が口うるさいため）
　　　◎あがり症（人前でのパフォーマンス）　やる前は不安だが、やるとう
　　　　まくいく
　　　◎右側（肝臓）が弱い
　　　◎腹が弱く下痢や放屁をする
　　　◎頻尿、夜尿症
　　　◎学習能力不足

特徴：・自分に真の自信がない
　　　　その代償としての臆病な自尊心と傲慢な羞恥心、独裁者
　　　・愛想よく外面はよいが極端な内弁慶
　　　・新しいものや初めてのものに対して臆病
　　　・独りでいたくない
　　　・右側が弱い、ガスがたまり腹が膨れ放屁する
　　　・甘い物が好き
　　　・締め付けることからの腹の疝痛
　　　・消化器が弱いインテリタイプ
　　　・胸焼けなどの酸性の症状
　　　・耳の後ろのアトピー、皮膚が乾燥した感じ

場所：消化器系　泌尿器系　右側　右側から左側　脳　肺　肝臓
　　　腎臓　皮膚

悪化：服の圧力　熱気　食事　目覚め　午後4～6時の間
　　　辱められる　注意をされる　責任　試験の前　人前

好転：温かい飲み物　放屁　排尿　甘い物　動く　外気

◇ Lycopodium　解説

Lycopodiumの人は自分を偉く見せたいために、早く老けようとします。例えば眉間に皺を寄せ、あたかも頭がよく、物事を深く考え、まるでトルストイのように見えますが、これはカモフラージュで、自分の中で解決の糸口が見つけ出せず、悩んでいるだけです。そしてLycopodiumの人は、早くから白髪が生えたり、ムッソリーニのように髭を生やしたりします。

えてして髭を生やしている人は、何かを隠さなければならないのです。ある方は長い顎鬚を生やしていましたが、それはなかなかさまになっていました。ある日、何を思ったかその顎鬚をそってきました。驚いたことに、長い顎鬚と同じように、長く垂れ下がった顎がありました。

また、Lycopodiumの人は若白髪になります。これも威厳があるように見せたい見栄っ張りだからです。

苔杉から作られたレメディーであり、この苔杉の中には小さいけれども杉であるという偉そうな心と、やはり、苔のように小さいのだと思う自信のなさが混ざり合っています。力の強い親からガミガミ言われて抵抗できず、年下の兄弟には偉そうに振る舞います。強きに弱く、弱きに強いのがLycopodiumです。そしてLycopodiumの子供は、特有の狭い了見を持ち、その中で判断しますから、意地悪になることが多いのです。大人になると、裁判官や医者、警察官などの職業に就き、権力の傘に入り、あたかも強い人間であるかのように振る舞います。しかし、その実は、自信がなく小心者なのです。あがり症で人前で朗読をしたり、パフォーマンスをするときには不安でいっぱいです。

Lycopodiumは失読症、読字障害のNo.1レメディーです。そして、Lycopodiumの子供は、何事も自分では決められないため、親が決めてくれるのを待ちます。右側のレメディーで、肝臓・腎臓・腸に適合します。

甘い物が好きです。食べ物を食べると、おなかが膨張します。

食べたいと思っているのに、少しでも食べると、ムカムカ吐き気がして調子が悪くなり、もう食べられなくなります。

臍ヘルニアや鼠径ヘルニア、停留精巣（睾丸）の子供によく適合します。腎臓の部位（腰骨上方の背中）に痛みがあり、血尿が出ることもあります。体型は洋梨型で、上半身が細く、下半身はガッチリしています。

◆ Lycopodiumのケース

8歳　男児　/　耳の後ろのアトピー性皮膚炎が切れる　なかなか治らない鼻炎
あがり症。泣き虫。
生まれた直後から足や腕にアトピーがあった。新生児黄疸がひどかった。
年齢の割に子供っぽく見えるが、態度が大きく、母親をコントロールしようとする(Lycopodiumは弱い者に対し高飛車になるので)。
赤ん坊のころは、母乳を飲んだ後、必ずしゃっくりをしていた。
気になることがあると、食べることができなくなる。
感情がすぐに胃や腸に来る。しかし、普通は大量に食べる。

　Lycopodium　200C×2日間

鼻の通りが良くなったので、クンクンいわなくなった。弟をいじめなくなった。
少し自信がついて、自立心が出てきた。

◇Nat-mur(ネイチュミュア／岩塩)
Nat-m.

◎口唇ヘルペス、熱や風邪による発疹のNo.1レメディー
◎長年の深い悲しみ(昔の失恋や失望、離別、しかし泣けない)
◎鼻炎
◎偏頭痛で目の上や額が痛い
◎喉(甲状腺異常)

特徴： ・非常に傷つきやすい
・人前で泣けない、悲しみをためこんでいる
・孤独で過去の思い出に生きるのが好き、自分を不憫に思う
・決して人の同情を求めず、苦しみを誰にも言わない
・未成熟な情緒
・不倫をしやすい
・病気の人の介護や世話を焼く
・唇、喉が渇く、喉の渇きから水分をたくさんとる
・乾いた感じの症状
・性交中の痛み、月経前の痛み
・分泌物は卵白のよう
・涙目
・水ばれ、むくみ、排尿・排便不足
・塩気を好む
・にきび
・消化器官の不良で栄養不足による衰弱、胸焼け

場所： 心　心臓　栄養(脳、血液、筋肉)

悪化： 熱　太陽　同情　午前9〜11時　生理前　体力の消耗

好転： 外気　海辺　発汗

◇ Nat-mur　解説

子供なのに太陽の下で遊びません。
それは太陽の光で頭痛が起き、太陽発疹を起こすからです。
Nat-murの子供は月に魅せられ、海に魅せられます。
彼らに目をかけてやり、なだめすかしたりすると、怒ります。
一人でいたく、親からのコントロールを嫌います。
Nat-murの子供は細く、神経質そうで、口をへの字に曲げて、人生は苦しみばかり、と言っているようです。泣いているかのようなはれぼったい目をしていますが、どんなにつらくても泣くことができません。唯一泣けるのは、笑った後、目に涙がたまって、それがこぼれ落ちるときと、独りで自分の部屋にいるときだけです。泣くと必ず、後で偏頭痛が起きます。そして喉の辺りに何かつかえた感じがします。
塩が好きで、甘い物は好みません。梅干しや醤油、塩の利いたおにぎりなどが好きです。人が自分のことをどのように言うか、思うかがたいへん気になりますので、悪く言われないために、良い子になろうとします。子供で時間に遅れることを気にするのは、Nat-murとArg-nitだけです。失敗することは悪いことだと思っているので、親の言うことをよく聞く、良い子に見えますが、感情的に詰まりがあり自分を出せないのです。ですからNat-murは、一見良い子でも、深い心の問題を抱えている場合もあるのです。
なぜ、Nat-murの根本体質になってしまうのでしょうか？
これは胎児のころに、親がその子を堕そうと思っていたり、生まれてからの両親のいざこざや離婚に遭遇するからです。
しゃべる言葉が遅くなったり、聞こえない振りをします。どんどん自分の殻にこもっていきます。そうしなければ自分を保つことができないからです。
Nat-murの目は泣くためではなく、見るためにあるようで、大人をジーッと観察します。便秘になりやすく、ヘルペス、くしゃみから始まる鼻風邪などもNat-murの適応症状です。

◆ Nat-mur　ケース

5歳　女児　/　おねしょが止まらない
無口で打ち解けることができない。普段は感情を出さないが、ときどき激しく泣いて止まらない。常に爪をかむ。指にささくれができやすい。親はほとんどシングルマザー状態で、朝8時半から、夜7時まで、保育園と託児所に預けられている。父親は怒りっぽく、酒を飲んでは妻にけんかを仕掛け、ときどき暴力も振るっていた。相談会中はきちんと座り、じぃーっと動かずにいる。

由井：「○○ちゃん、偉いね。じぃーっとしていられるんだね」
子供：こっくりとうなずく。そして、指を口に持っていき、ささくれをかみ始める。
由井：「お母さん、働いているから寂しいでしょう？」
子供：母親のほうを心配そうに見て、「ううん、寂しくない」
母親：「この子は寂しいとか、悲しいとか、言わないんですよ」
由井：「我慢強いんだね」
母親：「私がこの子の父親から怒鳴られたり、殴られたりしたときでも泣かないで、ただじぃーっと見ていたんです」
由井：「お父さんいなくて悲しいこともある？」
子供：きっぱりと、「全然！」と意志の強そうな顔をみせた。
常にお母さんをかばおうとしているようです。

　Nat-mur　200C×2日間

保育園の園長先生から、「○○ちゃん、明るくなって、ほかの子とよく遊ぶようになったね。」と言われた。感情が出てくると同時に、おねしょの回数も減ってきた。あんなに聞き分けの良かった子が、一時期、怒りながら泣いて、手が付けられなくなったが、その後、子供らしい笑顔が戻ってきた。

◇Opium（オピューム／芥子）
　Op.　　　　　　（植物）

　　　◎身も凍るような恐怖からの無感覚、無感情
　　　※恐怖のレメディーには、段階があります
　　　　1）Aconite　⇒　2）Stramonium　⇒　3）Opium
　　　　となっていきます。
　　　　1）心や体で知覚できる恐怖⇒Aconite
　　　　2）恐怖がすごすぎて幻覚、幻聴、妄想が生じる⇒Stramonium
　　　　3）恐怖が限界を越え、すべてを忘れ何もなかったように振る舞
　　　　　う（無感情、無感覚）⇒　Opium
　　　◎便秘（無感覚による便秘で、10日も出なくても平気な子供によく適
　　　　合する）
　　　◎体全体に熱い汗をかくのが特徴
　　　◎昏睡状態のような眠ってばっかりいる子供、いびき
　　　◎逆に、まったく寝ない子供に
　　　◎レイプや暴力などの虐待によるショック

特徴：　・感情的・身体的ショックの後に引きこもる（突然の激しい恐怖、恥
　　　　　辱、事故の目撃、非難、頭部外傷、手術）
　　　　・外的刺激に影響されない　大胆、恐れを知らない（麻痺）
　　　　・熱で悪化、冷たさで好転
　　　　・発汗を除くあらゆる分泌物・排泄物が抑制される
　　　　・痛みがない　・喜びに無関心

場所：　精神　感覚　神経［脳；脳脊髄；交感］　肺　呼吸　消化管

悪化：　感情　恐怖　突然の激しい恐怖　喜び　アルコール　睡眠
　　　　抑制された分泌物　消退する発疹　熱にさらされた場合　熱
　　　　熱い風呂　睡眠中・後　刺激　寒冷　皮膚を露出する　発汗中

好転：　寒冷　歩き続ける　外気

◇ Opium　解説

Opiumは脳内モルヒネ様物質である快楽ホルモン（エンドルフィン）によく似た作用があります。これらのホルモンは出産中や授乳中や人間愛に目覚めるときにあふれるようにして出てきます。
人が、自分には神の恵みがないと感じるときに、このレメディーが役に立ちます。

ケース　♂　38歳
＜私は異国の地で無実の罪によって犯罪者として1年間監獄に入れられました。その後、どこに行っても犯罪者のレッテルははがれることがありませんでした。そのため職も転々と変わりました。このように私は、いつもついておらず、Opiumを飲むまでは、つらかったのです。私は金もない、地位もない、地獄のような生活をあえてしなくてはならず、私を訴えた人たちを心の底から憎みました。
Opiumを飲んだ後、もう一度裁判があり、全面的に私の無実が証明されました。涙がポロポロ出ました。先生が、人は平等だと言いますが、それを身に沁みて感じたのは、以前は一度もありませんでした。面白いことに、あんなに憎んでいた人たちを、もういいんだ、誰も悪い人間はいないと、心から思えたのです。
私の人生はこれから始まりました。今となっては、1年間の監獄生活は、私にとって大きな気付きの期間とわかりました。
　　ありがとうございます。＞

Opiumは女神と言われ、子作りや収穫のシンボルとして祭られていました。それは、ケシが荒れ地でも必ず芽を出し育つように、実の中に山ほどの種子を持っているからです。
ホメオパシーのOpiumには、2つの特徴があります。
躁うつ病の人の症状に似ていて、2つの特徴は両極端です。
すべて過敏性で、何事にも恐怖心を持ちます。そして、恐怖からすべてが悪化します。そして後々になっても、その過去の恐怖がよみがえり、凍りつくようになってしまいます。

例えば、過去に木に登って落ち、腕の骨を折ったことがある子供が、また木に登っていたら、何年もたっているにもかかわらず、突然その記憶が蘇り、恐怖で降りることができなくなる、といったように。そして、その恐怖からてんかんを起こしたりします。

そのような恐怖を感じたときは、目を丸々と見開き、瞳孔が閉じて点のようになっています。そして、その恐怖は、人を興奮させ、不眠や過敏症をより悪化させます。それゆえ、AconiteやCoffeaのレメディーとよく似ています。耳にはあらゆる物音が聞こえ、虫が転んだ音まで聞こえるように思います。何度も寝返りをうち、寝返りをうってもすぐ暑くなり、寝心地が悪くまた動きます。

恐怖、興奮し過ぎ、過剰な喜びからもこのようになります。

痛みもたいへん激しく我慢できません、反対に痛みに無関心だったりします。知覚麻痺で潰瘍があって出血しているのに痛みがなかったり、高熱（40℃以上）が出ているのに平気で遊んだりしている子供にはOpiumが必要です。

顔色は悪く、紫色になっていて、むくんでいることが多いようです。

知覚麻痺は、腸にも影響し、便秘を起こし、出たとしても真っ黒の羊の糞のような便が少し出るだけです。薬のとり過ぎで便秘になったとき、モルヒネを投与したとき、化学療法による吐き気をもよおしたときには、OpiumまたはIpecacです。

熱を出すと、すぐ昏睡状態に入る子供にも必要です。

恐怖を通り越し、何の感情も出さず痛みもなく、ただぼーっと死人のように生きるのは、最後のOpiumのステージです。

◆ Opium　ケース

3か月　/　コットデス症候群（うつぶせにすると息をしなくなる）
今は、息をしなくなると電気的にブザーが出るようなベットで寝かされている。
とにかく寝てばかりいて母乳もあまり飲めない（力がない）。
妊娠9か月目に車の事故に遭い、その後、破水、全身麻酔で緊急帝王切開する。
出生体重2,200g
ここにはOpium化する二つの事柄があります。
まず車の事故、次に全身麻酔です。

　Opium　200C（ポピーシード粒にして）×3日間

一か月後、よく泣くようになり、肺活量が増え、母乳も飲めるようになったが、飲むとよく吐く。
お母さんは「やっぱりこの子は虚弱なのでしょうか？」と尋ねる。
ここで、この子の根本体質であるSiliceaを与えます。

　Silicea　200C×2日間

今は8か月になり、離乳食も始まり、たいへん元気な赤ちゃんになっています。

◇Pulsatilla(ポースティーラ／セイヨウオキナグサ)
　Puls.　　　　　　　　　　　　　　　　　（植物）

　　　◎子供の耳の炎症のNo.1レメディー
　　　◎思春期のレメディー
　　　◎依存症
　　　◎子供のかかる病気のNo.1レメディー
　　　　（はしか、風疹、水疱瘡、予防接種の害）
　　　◎性格や病気の症状がコロコロ変わる、消化器系
　　　◎逆子
　　　◎泣き虫の子供(ポッチャリカワイコチャン)の根本レメディー

特徴：・人を喜ばそうとする、人の気を引きたい、仲間を欲しがる、気分屋
　　　・めそめそして親離れができない子供、独立的でなく従属的
　　　・<u>喉が渇かない</u>のが特徴　→おっぱいや哺乳瓶からは飲む(ケアされていたい)
　　　・分泌物は無色か黄緑色っぽい
　　　・喘息　・アトピー性皮膚炎
　　　・関節炎　・精巣炎
　　　・生理不順

場所：精神　感情　静脈　粘膜(舌、胃、腸、女性生殖器、泌尿器)
　　　呼吸器系　右側　右側の心臓

悪化：暖かい(空気、部屋、食物、飲み物、ベッド)　我慢　夜
　　　休息　動き始め　脂肪(ポーク)　風　湿った空気
　　　風通しが悪いところ　たっぷりとした食事　思春期　妊娠
　　　独りでいること

好転：寒さ　新鮮な空気　冷たい飲み物・食べ物　泣く　入浴
　　　自分を守ってくれる人と一緒

◇ Pulsatilla　解説

母親との臍の緒が切れていません。母を亡くすことはすなわち、人生がなくなることであると考えるのが、Pulsatillaの子供です。母乳ばかり欲しがり、ほかのものを受け付けません。母の腕の中で、乳首をしゃぶりながら、ヌクヌクと生きていたいのです。Pulsatillaは逆子のレメディーでもあります。彼らは子宮の中でいつまでもお母さんと一緒にいたいのです。幼稚園に入園する、母が仕事に出始めるなど、母親との別れが始まるころに、耳炎や喘息、アデノイドのはれ、風邪引き等、次々と病気になり、何とか家で母親に看病してもらおうとします。見捨てられる、ということがPulsatillaのテーマになります。
「オッパイはもう飲めないわよ」「お姉ちゃんなんだから、もう、独りで寝なさい」「学校へ行きなさい」と、甘えたいのに甘えられないことが多くなることによって、病気になっていきます。
また、Pulsatillaは抑制されたレメディーといわれ、薬で病気を止めたとき、予防接種を受けたとき等に適合する、押し出しのレメディーになります。
また、もう依存ばかりしていられないと、独りで歩き始めることを進めるレメディーでもあります。独りぼっちの旅立ちで心細いのですが、この行程を通っていくことこそが独立心の強い、少しのことでへこたれない子供を育てるのです。これは母トラが、子トラを谷底へ突き落とすような役目です。これをしないで、いつまでも母が子を甘やかしているうちに、小学校へ上がったりすると、子供は自分で自分のことをする学校生活についていけなくなり、ついには登校拒否児になっていきます。いくつになっても指しゃぶりをしたり、恥ずかしがり屋で、すぐに泣きます。常に人から愛されたいと望んでいます。
子供が病気になったとき、それが何の病気であれ、第一番に出すレメディーがPulsatillaです。どの子も病気になると、「おかあさーん」と、母親にしがみつくからです。
Pulsatillaは子供のおりものにも適合します。そして、思春期の大人への旅立ちが難しい若者にもよく合います。
そしてPulsatillaは、はしかへのNo.1レメディーです。

◆ Pulsatilla ケース

4歳　女児　／　まだ断乳ができない
赤ん坊が片方のお乳を、この子がもう一方のお乳を吸っている状態で、困っている。

母親：「最近、保育園に行くようになったのですが、慣れるまでたいへんで、毎日泣いてばかりいました。でも私は振り切るようにしてこの子を保育園に置いてくるのです。お乳をあげないことは、この子のトラウマになりますか？」
由井：「お母さん、そのように罪悪感を持てば持つほど、断乳することができなくなります。いつまでもお乳を吸ってはいられないということを分からせることが大切です。」
母親：「この子、クマのぬいぐるみを大切にしているのですが、それは親子のクマで、2匹は鎖でつながれているのですよ。この前、その鎖が切れて子グマが取れてしまったとき、『子グマちゃん、捨てられちゃった』と、大泣きでした。私が無理矢理学校に行かせているので、自分のことだと思っているのでしょうか。かわいそうに…」と、涙ぐむ。

この母親は早くにお母さんを亡くし、寂しい思いをしているためか、たいへん同情的です。

　子供に：Pulsatilla　200C×3日間
　母親に：Pulsatilla　200C×3日間

お乳をやめられないのは子供ばかりのせいではありません。母親の中にお乳を飲ませたいという願いが、心のどこかにあることが多いときも、なかなかやめられません。この母親自身に満たされなかった母子のトラウマがあり、子供を離すことができないのです。

◇Pyrogen（パイロジェン／牛肉の腐った汁）
　Pyrog.

　　　　◎打撲したようなひりひりする痛み
　　　　　（緩和するために動かなければならない）
　　　　◎悪臭のある排出物・分泌物
　　　　◎衰弱しているが、落ち着きがない
　　　　◎<u>敗血症</u>性疾患に起因する慢性疾患
　　　　◎高熱

特徴：・寒冷で悪化
　　　・落ち着きのなさ
　　　・熱い風呂を好む

場所：　<u>血液</u>　心臓　循環　筋肉

悪化：　冷たい湿気　冷える　放屁　夜

好転：　動作（姿勢を変える、強く揺らす）　熱　熱い風呂　圧迫

◇ Pyrogen　解説

これは牛肉を腐らせて生じた汁から作られたレメディーです。
海外ではホメオパシー版抗生物質、消毒剤、殺菌剤などと言われていますが、これは抗生物質のように本当に細菌を殺すのではなく、細菌が増殖する原因であるバイタルフォースの滞っている部分を押し出すことで、腐敗を防ぐということです。細菌を殺す方法はアロパシーであり、細菌が増殖する原因を押し出す方法がホメオパシーです。
Pyrogenは、敗血症、腐敗していく行程に適合するレメディーであり、高熱が続くことにより、血液の毒を作り、腐敗していく症状によく使います。熱が上がったかと思ったら下がり、下がったかと思ったら上がり、こういう状態に適合し、傷口が膿みやすく、炎症を起こし、そこから腐敗していくものに使います。悪臭を伴う分泌物にも使います。
産褥熱に適合し、胎盤のかけらが残留または停留することによって高熱が出て、体が腐敗していくときに使います。
特にブドウ球菌の感染に使います。生命力低下のため、蚊の鳴くような声しか出せない人。
異常な不安、床ずれ状態、頻脈、たいへん落ち着きがない。
妄想、絶え間ない発汗、発汗しても良くならない。

◆ Pyrogen　ケース

8歳　男児　/　傷口の壊死
黄色ブドウ球菌により、足の傷口からジュクジュク膿が出て治らない。抗生物質、ステロイド剤も使ったが悪化するばかり。今は鼠径リンパ節がはれ上がり、歩けない状態。悪臭のある汗はかいても、微熱のあるまま下がらなかったが、熱は少しずつ上がってくる傾向にあり、今日は39℃だと言う。どうしたらよいのか分からない、と母親から電話をもらう。

さあ、急がなければなりません！
壊死にはScale等もありますが、高熱が続いたり、炎症が長引いたりする場合には白血球数が減り、敗血症になることが考えられます。

　Pyrogen　30C　×　1日3回（朝・昼・夜）
　ホメオパシークリームC　　（傷口へ塗布）

2日目には熱が下がり、ジュクジュクしていた傷口が乾いて膜ができてきた。

◇Rhus-tox（ラストックス／アメリカ蔦漆）
　Rhus-t.　　　　　　　　　　　　　（植物）

　　　　◎捻挫と筋違いのNo.1レメディー
　　　　◎筋肉の痛みと凝り、こわばり、リウマチ
　　　　◎大きな関節（腰、肩、首）
　　　　◎水疱瘡、ヘルペス、はしか、インフルエンザ
　　　　◎アトピー性皮膚炎（赤いブツブツとかゆみ）

特徴：・非常なる内面的不安で全身がこわばっている
　　　・極度の不安のあまり原野で咆吼したくなる
　　　・不安になると毒殺されるのではないかと眠れなくなる
　　　・最初の動き出しが痛く、縫われるような感じを伴うが、
　　　　だんだん慣れてくる
　　　・落ち着きがなく、夜になると不安になる
　　　・ひどいかゆみ、かくと汁が出てくる発疹
　　　・体を伸ばしたくなる
　　　・発熱と風邪
　　　・牛乳が好き
　　　・頭痛、肩凝り、斜頚、むち打ち
　　　・常に運動をしたく、その繰り返しをしたい
　　　・休むと病気になる

場所：皮膚　分泌系　神経　脊髄　右側　左上部　右下部　腺
　　　骨膜　骨

悪化：湿気　寒い天候　洗い物　最初の動作　休息　捻挫
　　　真夜中以降　過労

好転：激しい連続運動　熱　温かい飲み物
　　　患っている個所を動かし続ける　位置を変える

◇ Rhus-tox　解説

発疹を伴う熱の病気（猩紅熱・水疱瘡・麻疹など）、熱による節々の痛みに適合します。またヘルペスや太陽発疹、水疱状のアトピー性皮膚炎で、かゆがるものにもよいでしょう。これらの症状は湿った気候で悪化し、運動後に変化します。水疱瘡のレメディーであり（Pulsatilla、Sulphur、Ant-c）、精巣炎のレメディー（Pulsatilla）でもあります。子供の予防接種後の関節炎にもよいです。

激しい運動が好きで、運動でエネルギーを使い果たそうとするので、熟睡するのか、と思えば、そうでなく、夜になるといろいろ不安なことが襲ってきて、眠れません。世界が燃えている夢、重労働や強制運動をさせられる夢を見てしまうため、筋肉の休まる暇がなく、ふとんの中でゴロゴロ動き回ります。そのため、寝起きは悪く、疲れ、疲労困憊しています。しかし、体を動かすことによって、少しずつ疲労感が改善されていきます。

Rhus-toxの子供たちは、冬の湿った気候、台風前、過労、体をゆったり休めることで悪化し、暖かさ、筋肉を動かすこと、忙しくしていることで好転します。

けがや事故による骨折、捻挫、むち打ち、腰痛のレメディーでもあります。運動後の喉の痛み、発熱にもよいです。

喉はかれて（Causticum、Capsicum）声が出なくなりますが、使っていくうちにだんだん出てくるようになります。喉が乾いたときには、冷たいミルク等を欲しがります。

◆ Rhus-tox　ケース

12歳　女児　/　関節炎
成長痛だと思い、骨サポートを飲んでいたが、よくならない。
10歳のときにスキーを始めた。もともと運動が得意なので、すぐにうまくなり、調子に乗り、スイスイと滑っているうちに、転び、右足首を捻挫し、ギプスを巻いた。今、そこの痛みは少し良くなっているが、右の膝がとても痛む。陸上競技をやっているので、早く治したい。
肩も凝りやすい。運動後は全身がかゆくなり、かくと、小さなブツブツの発疹が、掻いたところに線状に浮かび上がる。小さいころは肘や膝の裏側にアトピー性皮膚炎があった。体が硬く、準備運動で柔軟体操をするときに関節がボキボキ音を立てる。

由井：「運動は好きなの？」
子供：「運動しないとボーッとして、うとうと眠りたくなる」
由井：「夜、きちんと寝てる？」
子供：「夜は金縛りみたいになって、筋肉が硬くなってしまうから、眠りたくない」
由井：「いつごろから、金縛りが起るようになったの？」
子供：「火事の夢を見たときに、体が硬くなって、逃げられなくなったときからだと思う」
由井：「歯ぎしりもするの？」
母親：「するんですよ。そしてウーン、ウーンとうなされているので、揺り起こすこともあります」

①　Rhus-tox　200C×3日間
2週間あけて
②　Hepar-sulph　200C×3日間
　　（このレメディーも関節、火事の夢、皮膚疾患に適合します）

◇Silica（シリカ／水晶）
　Sil.　　　　　（鉱物）

　　　◎体内の異物（針、とげ）出しのNo.1レメディー。シリカは遠心力があり、バイタルフォースをフル回転させ非自己を押し出そうとするので体内にペースメーカーやコイル等を入れている人は要注意。または慢性病のために長い間副腎皮質ホルモンをとった人は、まずは「肝じんかなめセット」をとること！
　　　◎小さい子供（未熟児）の根本レメディー
　　　◎予防接種の害
　　　◎虚弱な人

特徴：・自信がなく弱く心配性
　　　・体より頭を使うほうを好む
　　　・内心抵抗しても他人にすぐ同調する、人に依存的
　　　・汗かきで汗はくさい（特に手足）
　　　・非常に寒がり、骨の髄から寒い
　　　・物音に過敏
　　　・耳痛
　　　・喉が渇きやすい
　　　・膿を作りやすい
　　　・何度も同じ病気を繰り返し治りにくい
　　　・消化器系が弱い、便秘
　　　・すべてゆっくりマイペース

場所：神経　分泌系　栄養系　骨　皮膚　左側　右側　爪　髪　耳

悪化：冷たい風　すき間風　湿気　牛乳　予防接種　薬

好転：体を温かくすっぽり包む　熱い風呂　休息

◇ Silicea　解説

後ろからもうひと押ししてあげるレメディーです。グズグズと頭で考えてばかりで、行動に移すことができません。
人生を50％のエネルギーで、体をかばいながら、何も激しいことにトライせずに生きようとします。
虚弱でひ弱。すぐに諦めようとします。寒がりなので、服をたくさん着て、帽子も被り、手袋もはめます。この子たちにとって、体内の熱を失うことは致命傷になっていきます。外からの影響（人、激しい運動、痛み、音など）に敏感に反応します。子供なのに熱いお茶を飲みたがったり、熱いお風呂に入りたがったりします。Siliceaの子供は子宮内と同じような体温を欲しがります。低体重で生まれた子供に必要なのは、暖かい熱ですから、沐浴はしないで下さい。生まれたときの羊膜をつけたまま、カラカラに干からびるまで、風呂には入れないことです。そして真綿で包み、アルミホイルでカバーすることによって、保育器に入れずに済みます。そして、自然の太陽光に当てて下さい。保育器は、どんなに性能が良くても、人工的な熱と光の供給でしかありませんので、良い結果にはなりません。
消化不足で吸収しにくいので、常に小さく、ガラスでできているかのように脆い子供です。傷が治りにくく、膿を持ちやすくなります。爪ももろく、フニャフニャしたり、ポロポロ欠けたりします。運動が下手なので、自ずと本を読んだり、勉強のほうに力が入ります。自分に自信がなく、臆病で、何に対しても挑戦しようとしません。冬になると、風邪をひきやすく、耳炎、扁桃、アデノイドをはらします。これらを手術して取る前に、Siliceaを使用してみることです。
Silicea は Sulphur とよく似ていて、万能レメディーといえるレメディーです。このレメディーで、多くの人のバイタルフォースが揺り動かされ、自然治癒力が動き出します。Siliceaをとることで、真の自信が蘇り、何事に対しても責任と勇気を持って活動できるようになっていくことが多いです。しかし体毒がいっぱい溜まっている人は、まずは「肝じんかなめセット」をとり、排毒をそれなりに進めてから使用してください。

◆ Silicea　ケース

4歳　男児　/　中耳炎
未熟児(2,000g)で生まれた。繰り返す風邪と中耳炎。
耳管が常に詰まってしまい、耳が聞こえなくなるので、耳管にチューブを入れたが、それでも耳垂れが詰まる。
鼻詰まり。緑色の鼻だれが出る。睡眠中は口を開けているので、扁桃もはれている。アデノイドは2歳のときに手術して取った。
とにかく体力がなく、ひ弱で、小さい。

Silicea　200C×3日間

飲んだ後、すぐに高熱が出て、鼻、耳、口から黄色の膿がドンドン出てくる。
父親：「病院に連れていったほうがよいのでしょうか？」
由井：「今はSiliceaによって発動した自然治癒力がフル回転し、症状を押し出しているときなので、もう少し様子を見られたほうがよいように思いますが…」

2日間で熱が下がり、1週間膿が出続けたが、その後よく食べるようになり、体は見違えるように大きくなった。
めったに風邪もひかなくなった。
ホメオパシーは、レメディーでバイタルフォースのフル回転が始まると不要なものの排出が始まり、一時期悪化が起こることがあります。

◇Staphysagria（スタッフサグリア／ヒエンソウ）
　Staph.　　　　　　　　　　　　　　（植物）

　　　◎屈辱を受けたとき、プライドを傷つけられたときのNo.1レメディー
　　　◎憤慨、怒りや傷つきを抑えている
　　　◎レイプ

特徴：・抑圧された感情、外面は平安で優しそうにしているが内面では深
　　　　く傷ついている人　・触られることに敏感
　　　・他人の無礼さに敏感
　　　・性的に支配されやすく自慰の耽溺癖（マゾ的な考え）
　　　・会陰手術、手術後、出産（帝王切開）
　　　・自殺の失敗後（特に刃物）
　　　・境界を越えて踏み込まれた（心に土足で入り込まれた）気分
　　　・誰かに操られているが、それを止められないとき
　　　・「なぜ私だけが、私が何したの」と常に思っている
　　　・シラミ
　　　・前立腺炎、精巣炎、膀胱炎　・疝痛、吐き気
　　　・体や心の切り傷

場所：神経　歯　生殖器　泌尿器系　線維組織（まぶた、皮膚）　分泌系
　　　右側

悪化：感情（屈辱、侮辱、悲しみ、立腹、けんか、抑圧など）
　　　冷たい飲み物　過度の性交　昼寝後　暴力　手術
　　　人間扱いされないとき

好転：朝食　温かいもの　リラックス　怒りを噴出させる

◇ Staphysagria　解説

なぜ怒らないのですか？　と聞くと「怒っても意味がないからだ。怒っても元に戻るわけではなく、こんな連中に文句を言っても無駄だから」と怒りを出そうとしません。しかし沸き上がってしまった怒りはどこへ行けばいいのでしょう。それらは細胞中に注ぎ込まれ、屈辱感にまみれて、今にも爆発しそうになっています。そんな細胞を手術で切ったりしますと、いじけてしまい、なかなか再生し治ろうとはせず、ケロイドを作ったりします。常に不公平、不当に扱われ、生贄にされているレメディーです。そして、それらの屈辱にまみれ、根深い怒りを胸にためていきます。世の中は自分にとって厳しすぎると感じており、しかし、そこから何とかせねばと一歩出ることを諦めているレメディーです。親が私をなじるのは、自分が悪いからだ、毎日怒鳴られるのは、自分が悪いからと、とことん自己卑下をしていきます。
しまいには、自虐行為が始まり、頭をゴンゴン壁に打ち付けたり、アトピー性皮膚炎をかきむしったり、マスターベーションにふけったりします。
Staphysagriaの子供に教えることは、常に被害者でいる以上幸せはないということです。たまには怒鳴り返し、叩き返すことです。
Staphysagriaを飲むと今までためていた怒りや屈辱感が出てきます。
ある人は、レイプされたことを自分が悪いからそうなったと自己卑下し、自分を責め立てていました。30年たっても20歳のときのレイプ事件から一歩も出ていません。体（心の奥）では屈辱を感じているのに、心が自分を責めているからです。20歳の満たされない自分が泣きわめいているのです。過去の事件を解決せず今日まで来ていますから、20歳の出来事に50歳になってもとらわれるのです。このような不幸な出来事からはい上がるためには、怒り、特に憎しみを心の中にねじ込めず、表面に出すことです。Staphysagriaはそのような感情を持っていることを分からせるレメディーです。人生、生きると言うことはいろいろな苦難が起きるということです。その時々で、苦難の中で湧き出てくる感情を吐き出し、解決していくことが、こだわらない心をもつ秘訣です。こだわればそこに想念が残ってしまいます。私たち本来の姿は、病気も苦しみも悲しみもなく、満天であるのですから、悪：これも不可なし、善：これも不可なくです。

◆ Staphysagria　ケース

母親　27歳　子供　5歳
母親：「私は悪い母親です。イライラすると子供を殴るのです。
　　　私の母親も、父親からの暴力を受け、私に対してそのうさばらしをして
　　　いましたから、私はずっとたたかれて大きくなりました。
　　　だから家にいられなくなり、早いうちから家を出て、すぐ結婚しました。
　　　夫は優しいと思っていましたが、とんでもない、無口な人が怒ると怖い
　　　ですよ。よく殴られました。もう離婚して2年になりますが、離婚した当
　　　時は、ストーカーのようにねちっこくつけられ、見つかるたびにアパー
　　　トを変えてきました。
　　　今、パートに働きに出かけていますが、夜、疲れて帰ってきて、この
　　　子に本読んで、ご飯作ってと言われるたびに気が立って、家も汚くさ
　　　れるとカチンときて、ついたたいてしまいます。私のような悪い母親
　　　は、子供を持つべきではなかったんですよね」
由井：「お母さん、ずいぶん自分のことを悪く言うけど、この子はこのようにな
　　　ることを分かっていてあなたのところへ来てくれたんですよ。この子が
　　　いなかったらあなたは世をはかなんで死のうと思ったのではないので
　　　すか？」
母親：「そうです。私は、両親も兄弟も誰も助けてくれる人はいません。この
　　　子がいるから死ねなかったことは、たくさんありました」
由井：「なぁー、○○ちゃん、お母さん一番好きだよね！」
子供：「うん、すき！」
由井：「ほらね。何かの縁で母子となり、怒ってもたたいても二人の中は強
　　　い絆があるから心配せんで！　たたかれたものは大きくなると子供を
　　　たたく、その子供がまた自分の子供をたたく。因果の輪を断ち切るた
　　　めにも、たまった怒りや無念さを出し切ってみることです。
　　　Staphysagriaはそんなレメディーです。2人とも飲んでね」
母親　Staphysagria　200C×3日間
子供　Staphysagria　200C×2日間

◇Stramonium（ストロモニューム／チョウセンアサガオ）
　Stram.　　　　　　　　　　　　　　　　　　（植物）

　　　◎すさまじい暴力
　　　◎激しい恐怖
　　　◎暗闇で悪化　光で好転
　　　◎独りでいると悪化　人と一緒にいると好転
　　　◎抑制された分泌物、排泄物
　　　◎痙攣性疾患（頻回に生じる）

特徴：・暴力、恐怖、激怒、破壊的、脅迫的、痙攣
　　　・恐怖（暗闇、トンネル）突然の激しい恐怖
　　　・小児の夜驚、夢遊病
　　　・光の欲求、人と一緒にいることへの欲求
　　　・どもりと痙攣
　　　・分泌物・排泄物が減少
　　　・痙攣性疾患（不随意の痙攣性のぴくぴくする動き）
　　　・激しい喉の渇き、特に酸っぱい飲み物を欲しがる
　　　・赤い顔

場所：　脳　精神　循環（喉、皮膚）　脊髄神経　筋肉　生殖器

悪化：　光る物　突然の激しい恐怖　睡眠後　暗闇　薄暗い、曇った日
　　　抑制　不節制　独りでいるとき　飲み込もうとする、特に液体
　　　触られる

好転：　光　人と一緒にいること　暖かさ　冷水

◇ Stramonium　解説

これも高熱による幻覚、幻聴が特徴です。野生のようになってしまう子供によく合います。
この子供は夜中に叫び声をあげて、恐怖により泣き狂います。ですから、夜は明かりをつけて眠りたい。こういう場合は、何かの形で身も凍るような恐怖を味わっている可能性があり、またそういう体験をした後に高熱を出すようになり、幻覚や幻聴を体験するようになります。
Stramoniumの熱は、手足は氷のように冷たいですが、確実に40℃を超えています（これはCuprumと同じです）。
そして脳炎になるのではないかと恐れます。
ですから、常に母親を欲しがり、暗がりを怖がるようになります。
幽霊や犬の幻覚を見たり、妖怪を見たりして興奮して眠れないため、しゃべり続けます。大人になっても、暗がりが怖いので、トンネルの中に入れません。
マニアックで幻想、幻聴、幻覚のレメディーで、宗教に対しても狂信的になりやすいです。
夜泣きをして、悪夢を見て、泣き叫びながら起きる子供、そしてなかなか寝ない子供に使用します。Stramoniumの子供は必ず人が近くにいることを求めます。また恐怖からどもりを起こしたりします。私のケースでは、肝試しにお墓に行って以来どもり始めた子供に、たいへんよく合いました。

◆ Stramonium　ケース

5歳　女児　/　せん妄　インフルエンザによる高熱（40.5℃）
脳炎になるのでは…？　と、おんぶされて来る。せん妄状態にあり、うつらうつらしながらときどき目を見開いて「怖い！　怖い！」と叫んでいる。何が怖いのかと聞くと、「熊が追いかけてくる！　食べられちゃう！」と泣き、母の背中でバタバタ騒ぐ。
Belladonnaも、Gelsemiumでも変化がなかった、と母が嘆く。

その場で　　Stramonium　200C
恐怖感が和らいだのか、もう泣き叫ばない。
5分後、もう一度リピート。
口の中に入れた途端にスコーンと眠りに入る。

◇Sulphur（ソーファー／硫黄）
Sulph.　　　　　（鉱物）

　　◎皮膚疾患、アトピー皮膚炎、湿疹、乾癬、にきび
　　◎早朝の下痢、痔
　　◎喘息、喉の痛み
　　◎炎症、体内毒（Nux-vomicaとのコンビ）
　　◎やんちゃな子供の根本レメディー
　　　（Sulphurの人は薄汚く見える）

特徴：・哲学的、偉大な思想　・想像力豊か
　　　・自己中心的（エゴイスト）、規則に従わない、強情
　　　・陽気、衒学的、怠惰で整理が苦手
　　　・高所恐怖症
　　　・外気が好き、暑く息苦しい部屋に我慢できない
　　　・午前11時には腹が空く　分泌物がくさい　傷の治りが遅い
　　　・体が熱い
　　　・甘い物・からい物に強い嗜好、空腹になると気力もなえる
　　　・忘れっぽい
　　　・子供は病気を外に（湿疹）出す傾向がある
　　　・夜に窒息しそうになる
　　　・唇、耳の中、肛門が赤い
　　　・卵の腐ったようなゲップや口臭
　　　・楽しい夢で寝ながら笑う、いろいろなイメージが湧く、創作がうまい

場所：皮膚　消化器系　循環器系　粘膜　直腸　頭頂　足裏　左側

悪化：暑い部屋・温かいベッド　入浴　午前11時　早朝　休息　会話
　　　環境の変化　過労　牛乳　発疹を止める（薬や温泉で）

好転：外気　発汗　動作　乾燥した気候

◇ Sulphur　解説

自我が真我に変わるレメディーです。Sulphurは、自分が正しい、自分はすごいと思っていて、自分のことを精いっぱいに褒め、人とそりを合わせてなにかをやり遂げることはできません。コンピューターのプログラマーのように、自己の開発に没頭し、その代償をふんだんに欲しがるからです。そして賞賛されたいのです。目上の人の言うことを聞かず、自由に自分の作った規則に従います。このような人の場合あまり大きな病気にはならず、面白いことにレメディーをとればとるほど、Sulphurの傾向を出してくるのです。
自己中心的なSulphurは、皮膚疾患や下痢などはあっても、癌になった人はいません。
皮膚の問題に適合するレメディーです。Sulphurはバイタルフォースの回転力を高めます。そのため、体毒がたまっている方は、遠心力で外側の皮膚に吹き飛ばされていきます。皮膚はかゆく、焼けるように赤くなります。
唇、肛門、鼻の穴、耳の穴、が赤色。Sulphurの子供の体は熱く、常に足を布団の外に出していますし、高い温度で悪化します。身ぎれいにすることを嫌い、冬でもあまり服を着たがりません。部屋の片付けができないにもかかわらず、要りもしないものをたくさん集めるコレクターで、そのうえ、所有欲が強く、何も捨てられないために、部屋はグチャグチャです。
自己中心的で怠惰。辺り構わず座りたがる。好奇心が強く、何でも知りたがります。面白いことだけに興味を示します。
Sulphurは、炎症に適合するので、多くの症状に使用します。ハーネマンが発見した当時は、Sulphurは、花形レメディーでした。
またSulphurは霊的な問題にも合い、バイタルフォースの滞りと悪いエネルギーを解放していきます。
Sulphurをとることで、自分らしく生きるようになっていきます。
Sulphurは、内なる自己の枠を最大限に広めてくれるものであり、子供の心に戻してくれるレメディーでもあります。そして予防接種の害にも合うレメディーです。

◆ Sulphur　ケース

10歳　男児　/　繰り返す皮膚疾患
甘い物がやめられない。いつもグターっとしている。鼻血がよく出る。甘い食べ物で腹にブツブツが出る。そのブツブツが切れて、卵が腐ったような悪臭のある汁が出る。汗をたくさんかく。お調子者で、よくしゃべるが、内容に乏しく、次々と話題が移り、会話にならない。片付けて！　と何回言っても「馬の耳に念仏」で、部屋は足の踏み場もない。物を捨てない。姿勢が悪く、先生によくしかられる。

Sulphur　200C×3日間

皮膚はたいへん良くなった。チョコレートを食べても大丈夫になったし、あまりチョコレートを食べなくなった。学校でグターっとすることが少なくなったと、先生に褒められた。相変わらず片付けはしないし、よりガラクタを集めてくる。Sulphurをとることにより、子供本来の姿になるため、いろいろな物に興味を示し、より物を収集していくようになる場合もあります。

◇Tarentula（タランチュラ／タランチュラ）
　Tarent.　　　　　　　　　　　（動物）

　　　　　◎極度の落ち着きのなさ；動かずにはいられない
　　　　　◎舞踏病　多動　チック症
　　　　　◎音楽やリズム（踊ること）で好転
　　　　　◎多動（絶え間ない手の動作、絶え間ない下肢の動作）
　　　　　◎外気への欲求
　　　　　◎苦痛を軽減させるために左右に転げ回る
　　　　　◎異常な性的興奮
　　　　　◎香辛料をふんだんに使った食物を切望する

特徴：・全員が急ぐべきである、短気
　　　・過度の興奮を制御できない
　　　・ずる賢い、狡猾、巧妙
　　　・突然の衝動　・途方もない速さ
　　　・動作で好転する、外気を欲求し、好転
　　　・触られることへの嫌悪
　　　・不随意の痙攣性の筋肉のぴくぴくする動き
　　　・大量の冷水への欲求

場所：<u>神経</u>　<u>心臓</u>　脊柱　<u>呼吸</u>　女性生殖器　右側

悪化：<u>接触</u>；患部への接触　寒冷　音　周期的（同じ時間、毎年）
　　　月経後　夕方　天候の変化
　　　歩き回らなければならないが、歩くと悪化する

好転：緊張を緩めること（さする、発汗、喫煙）　外気　音楽
　　　馬に乗る

◇ Tarentula　解説

　小ずるく、人をうまくコントロールすることが得意です。辛らつなジョークを言い、笑い転げます。すべての人に対して攻撃的で、しかられたり、小言を言われてもせせら笑っています。人に従うことが大嫌いで、野性的な人です。Tarentulaの心の奥深くに、かなわぬ恋というのがあり、それにひどく傷付くことで、世の中をあざ笑うようになるのでしょうか？

ケース　15歳　反抗期　何でも壊す子供　学校へ行かない
＜母親に出て行かれ、父と2人残った。思春期に入り、ぐれて、口汚く父をののしり、この前もたばこの自動販売機を壊し補導された。
　母親に対する恋しい思いは、母親が電話して新しい生活を送っていることを知って以来、2度と口に出さなくなった。その辺から反抗がひどくなり、非行に走るようになった。＞
　Tarentulaを飲ませると、父親に対して、母のない心の寂しい思いを語りました。その後落ち着いてきて、おとなしくなり、前のようにうそをつかなくなりました。

　タランチュラから作られたレメディーで、舞踏病、多動やチック症に適合するレメディーです。1秒もじっとしていることができません。
　唯一、音楽をかけると、そのリズムを上手に取り、踊ります。
　常に興奮し、物を壊すことに意義を見つけた子供たちを手なずけるには、ドンドコドコドコと、テンポのある音楽を聴かせることです。
　衝動的で、したいことがあると後先考えずに行動するため、物を壊したり、転んだりします。歩き方もピョコピョコと、まるで背中に操り糸が付いているかのようです。
　小ずるくてうそつきで、自己満足ばかりを求める癖があり、仮病を使い、大人をコントロールしようとします。しかし、自分が人からコントロールされることには我慢なりません。突然、人をなぐったりします。
　物を盗んで、隠す癖があります。原色の、激しい色が好きで、特に縞を好みます（例えば、グリーン、黒、黄色、赤などが一緒になった縞）。
　神経に針を千本刺されているような痛みがあります。
　敗血症のように、病気が腐敗する(Pyrogen)方向へ行くときに使用します。

◆ Tarentula　ケース

7歳　女児　／　背中によくできるおでき
何でも化膿しやすい。
暑がりなのに、夜は足が冷えて寝られない。学校で落ち着きがなく、熟考できないため、簡単なつづりのミスをしてしまう。テストの解答を書き入れる場所に答えを書かない。答案用紙に名前を書かない。
目がギラギラ光っている。赤地に黄色の花柄の服を着ている。
「座って」と言うと、「イヤだ」と言って座らない。相談会の部屋にある植木の葉を無造作に引きちぎる。ちょうど、ビバルディの『四季』の「夏」（結構激しい）がかかった途端、頭を動かし、リズムを取り始め、足を踏みならす。母親が彼女の部屋を掃除したら、パンやクッキーの食べ残しが干からびて机の引き出しに入っていた。蜘蛛を怖がり、いくら小さくても、出てくると、ギャーッと騒ぐ。親や先生の言うことを聞かない。悪夢を見て、夜中に母親のふとんに入り込む。

　　Tarentula　200C×3日間

2粒飲み終えると、高熱が出た。動物がいっぱいベットの上でピョンピョン跳ねる幻覚が現われた。その次の日には熱が下がり、楽になった。
今は落ち着き、学校にも喜んで通っています。悪夢を見ることもなくなり、母親もぐっすり眠れるようになりました。

◇Thuja（スーヤ／コノテガシワ）
　Thuj.　　　　　　　（植物）

　　　◎予防接種の害（特に天然痘）、薬害
　　　◎心の中で自分を醜い、愛されないと感じ自己卑下している
　　　◎寒く湿気のある天候で悪化する
　　　◎黄緑色、または緑色の分泌物
　　　◎脂っぽい皮膚　爪の問題
　　　◎タマネギを食べられない、あるいは生のタマネギを欲求
　　　◎いぼ、コンジローム、ポリープ

特徴：・固定観念、狂信　・体がもろいかのような感じ
　　　・閉鎖的、しかし礼儀正しくて丁寧
　　　・幼少期から綿密に作り上げた偽りの姿を世間に対して演じる
　　　・抑制された淋病
　　　・落ちる夢（予防接種後）
　　　・慢性泌尿器または卵巣（特に左卵巣）疾患

場所：粘膜（<u>泌尿生殖器</u>；腸）　精神　神経　後頭部　腺　<u>皮膚</u>
　　　左卵巣　左側

悪化：冷たい湿気　寝床の熱　排尿　淋病　予防接種　紅茶　タマネギ
　　　動作　話す　たばこ　麻酔薬　睡眠薬　麻薬

好転：暖かい（風、空気、頭を包む）　多量の分泌物　くしゃみ
　　　動作　足を組む　接触　手足を体に引き寄せる　外気

◇ Thuja　解説

Thujaは生命の樹と言われるヒノキ系の樹から作られたレメディーです。この樹は、墓場に植えると浄化されると言われています。
Thujaは、体内の不浄、血液の不浄に適合し、薬害に最適なレメディーとして知られています。予防接種や淋病治療などのための薬物摂取によって、中核となる自己を見失って、多面性を有する人のレメディーです。自分をいろいろな人間に表現でき、有名人のようになりたかったり、神がかり的な宗教家になりたがっています。たいへん凝り性で、太ったりすることに我慢できません。
予防接種した子供には、Vaccininumとともに必須のレメディーです。
Thujaの子供は、いぼを作りやすく、皮膚にいぼが増殖していく傾向があります。そして、タマネギ臭の汗をかくという特徴があります。鼻、喉、耳などの疾患を持ち、鼻炎は後鼻漏に特徴があります。
慢性気管支炎などの病気を起こしやすく、爪は割れやすく、変形し、うねっています。
どちらかというと物を隠す傾向、うそをつく傾向があり、本当の自分というものを出したくない傾向があります。
予防接種をすると淋病マヤズムが立ち上がりますが、Thujaも淋病マヤズムの延長線上にあります。
いぼというのは、皮膚にできるものだけでなく、体内にあるポリープもいぼで、こういう場合もThujaを使用します。
Thujaに代表される淋病マヤズム系レメディーには、増殖するという特徴が見られます。Thujaは昔、淋病治療に使われていました。
湿った気候で悪化します。
子供の特徴としては、以下のものがあります。
・物をしゃべるときに最後まで言わない
・体から魂が抜けたような、腹に何かが住んでいるような、ボーッとした頭
・泌尿器系の病気と子供の喘息　　・出生斑が手や腕にある　　・子供らしい楽しみがなく、些細なことで気に病む　　・潔癖性
汗をよくかくと言いましたが、汗をかく場所は、肌が服で覆われていない、露出している部分です。

◆ Thuja　ケース

5歳　女児　／　慢性耳炎
繰り返す風邪。ときどきおねしょをする。
耳炎になるたび点耳薬を入れる。耳汁が常に出ている。
風邪をひきやすく、ひくと気管支炎になりやすい。
緑色の鼻汁も出る。常にクンクンと鼻を鳴らす。
予防接種後、必ず発熱、湿疹など、何らかの反応がある。
(※予防接種の害にはThuja、Silicea、Sulphur等を使用します)
集中力がなくボーッとしている。些細なことで怒ったり泣いたりする。
汚い物に我慢できない(Thujaの人は、自分は汚れている、汚いのではないか、という思いがあり、これは淋病マヤズムからきています)。

　　Thuja　200C×3日間

1か月後、耳炎からの耳汁が画期的に少なくなった。鼻をほじる癖が少なくなった。何より活発になり、友人と遊ぶことが大好きになった。

◇Veratrum-album（バレチュームアルバム／シュロソウ属ユリ科）
　Verat.　　　　　　　　　　　　　　　　　　　（植物）

　　　　◎過度の精神的興奮
　　　　◎多動、落ち着きのなさ
　　　　◎野心家、ありとあらゆる手段を尽くす
　　　　◎激しい悪寒　局所または全身の冷たさ
　　　　◎水状の大量の排泄物　冷たい汗（特に額）
　　　　◎下痢と嘔吐が同時に起こる
　　　　◎酸味のある果物、塩辛い物、冷たい飲み物を切望する
　　　　◎宗教的妄想（誇大妄想、アイデンティティの混乱）

特徴：・早熟な小児
　　　・知的でまじめな小児、多くの哲学的な質問をする
　　　・自慢する
　　　・おだてられる
　　　・同情を集めるための仮病
　　　・一生懸命に働く
　　　・自分の社会的地位に関する恐怖
　　　・傲慢、非常に口やかましい　高潔
　　　・精神異常、殴る、多弁など
　　　・痙攣

場所：<u>神経（腹部、心臓、血管）</u>　頭頂　血液　呼吸器系　消化器系
　　　左側

悪化：<u>活動</u>　<u>飲む</u>　冷たい飲み物　痛みの間　突然の激しい恐怖
　　　湿った冷たさ　最小限の動作　<u>月経前</u>・時　排便時　発汗時
　　　天候の変化　曇天　飲んだ後

好転：熱い飲み物　歩き回る　覆う　横たわる　頭頂への圧迫
　　　温かい食物　興奮性飲食物

◇ Veratrum-alb　解説

自分を特別扱いしたくて、自分は神と対話ができる、天国にいる、パワーにあふれている、などと口走る人はVeratrum-albumの誇大妄想狂です。子供なのに祈ったり、大人でも何かあるとすぐに祈ったりします。虚栄心が強く、疑い深く、しかし賢いがゆえにとても扱いにくいのです。
ときとして目が見えなくなるとか、しゃべれなくなるとか思いこみ、自分はヘレン・ケラーのように生きねばならないのかと嘆いたりします。本当は目も見え、よくうそもつくし、しゃべるのですが。
食中毒のArsenic.とよく似ていますが、Arsenic.よりも激しい下痢と嘔吐を繰り返します。感情もArsenic.以上に心配性で、Ars.は早く歩き、Verat.はより早く歩き、そして部屋から部屋へと歩き回ります。動かずにはいられないのです。(Elaps)
冷たい汗をかき、青白い顔をして、目の下にクマを作っています。
喘息も心臓が止まるほどの咳をし、高熱を出し、幻覚が現れます。
「神を見た」と言ったり、「自分は偉い人間だ」とペラペラしゃべります。
Veratrum-albumは、自分の存在が高いところにいないことによって悪化します。例えば、いつもお兄ちゃんが良い点数を取ってきて褒められていたのに、妹のほうが兄よりも良い点を取るようになり、立場が逆転することにより、妹の悪口を言い始めたり、妹にうそをついて、陥れようと始めます。そして成績が落ちたのは、先生が悪いから、友達が悪いからと、人のせいにします。そうできるのも、知的にほかの子より発達しているからです。
Veratrum-albumは神経の緊張にとても合うレメディーです。その他、偏頭痛、頭のけが、日射病、赤痢、疫痢、百日咳などに適合します。

◆ Veratrum-album　ケース

15歳　女児　/　潔癖症　過食
疲れると、脳振盪を起こして、倒れやすい。
ふくらはぎの引きつり。手足がとても冷たい。
自分の思い通りにならないと過食が始まり、吐く。
調子がよいときは『お母さん、好き！　好き！』と頬ずりするのに、何か気に入らないことがあると本などを引き破る。
この前も妹とのけんかで、自分の我が通らなかったとき、家族の前で髪を一つにまとめて、ハサミで切ってしまった。
皆があっけにとられていると、ゲラゲラ笑いだし、そのままバタンと倒れてしまった。
自分の部屋には誰も入れようとせず、常に鍵をかけている。
過食になったのは、好意を持っていた担任の先生（男性）から注意され、弁解をしようとしたら、「〇〇は、いつも弁解したり、うそをついたりする。早くその癖を直せ」と言われ、クラスメイトからもクスクス笑われたことがきっかけになっていると言う。
それまではクラスの女王様的存在だった。
セーラームーンのような制服に赤く染めた髪で、少しツンとすましています。

母親：「この子は小さいころ、よく下痢と嘔吐を繰り返し、なかなか大きくなれませんでしたので、大切に育てたのですが、甘やかし過ぎたのですかね？」
由井：「妹ができたことで、自分のポジションが失われたように思ったんですね。それに学校での失敗が重なり、より過食になったのでしょう」

Veratrum-album　200C×3日間

◇ TS-21

成長痛、関節の痛み、背骨がS字形になっている、歯の出が悪いなど、骨と歯の問題全般に適合する栄養サポートレメディーです。
疲れやすい、風邪をひきやすい、母乳の栄養が悪い、母乳を飲ませていると歯がボロボロになってしまった、などに適合します。

◇ TS-01

質の悪い血液に適合する栄養サポートレメディーです。
貧血にも適合します。

◇ サポート(Hai)

肺の弱さに適合するコンビネーションサポートレメディーです。
インフルエンザや風邪の後の喘息など、咳が続き止まらないときにリピートして使用して下さい。
新生児の鼻の詰まりにも適合します。

その他、子供のための栄養補給として、「36バイタル・エレメントキット」もお試しください。

第6章　レパートリー(「36キッズキット」&「36基本キット」)

◆目の問題
●目の炎症

・Acon.	・目の手術後　異物からの炎症　まぶたのはれと赤み 　乾燥して熱い　雪の日のまぶしさ
・Arg-n.	・赤く黄色のくさい目やにがある　結膜炎
・Apis	・まぶたのはれと目の縁の赤みを伴う焼けるような痛みがある 　アレルギーによる目のかゆみ
・Bell.	・涙目になり目がウルウルになる　かゆくて焼けるような感じ 　ズキズキ脈打つような痛み　結膜炎から風邪になったとき 　目は充血し、炎症があり、熱を持っている
・Euphr.	・目の炎症
・Merc.	・強膜、角膜の炎症
・Puls.	・黄緑色の目やにが出る　風邪の後　子供の目の炎症
・Sil.	・涙腺が詰まって痛い　異物による炎症
・Sulph.	・角膜の炎症で目の縁が赤くなる　透明で見えにくい 　分泌物が不透明

●目の疲れ

・Euphr.	・目の疲れ
・Nat-m.	・頭痛(前頭葉)からの目の疲れ
・Ruta	・目の使い過ぎからくるもの(赤目　熱　痛み　疲労感) 　視野が暗い
・Phos.	・パソコン画面やテレビの見過ぎによる目の疲れ

●目のけが(打撲)

・Arn.	・目のまわりの打撲などで青あざになっているもの
・Calen.	・角膜をこすった傷
・Hyper.	・目の神経をやられたとき
・Led.	・目のまわりの打撲で紫色か黒っぽくなっている内出血
・Staph.	・精神的に怒りや屈辱感を伴っている場合併用

●ものもらい

・Apis	・まぶたが赤くプックリはれている　ヒリヒリして痛い
・Hep.	・触ると非常に痛い　膿んでいる
・Nat-m.	・目頭の内側にある
・Puls.	・上まぶたの炎症によるもの　痛みはあまりない
・Rhus-t.	・下まぶたの炎症によるもの
・Sil.	・膿んでいるが膿が出てこない
・Sulph.	・繰り返されるもので、焼けるように痛いもの

●近視

・Phos.	・目の使い過ぎから、成長期の仮性近視
・Puls.	・思春期の近眼
・Ruta	・疲れ目から
・Gels.	・栄養不足から
・Chin.	・肝疾患から
・Lyc.	・腹の問題から

●斜視

・Gels.	・後天性斜視

◆ 口の問題
● 口唇ヘルペス(「湿疹　単純疱疹　帯状疱疹(ヘルペス)」の項参照)

・Nat-m.	・日光を浴びるとでき、水疱になる　日光で悪化する 　口の端にできる　口角炎　生理中にできる　下唇にできる
・Phos.	・上唇にできる
・Rhus-t.	・口唇と唇の端に水っぽくできる　焼けるように痛い
・Sep.	・口唇にできる

● 口内炎

・Ant-t.	・唇にできるもの　インフルエンザの後に
・Ars.	・ヒリヒリと焼けるように痛い　体は冷たい 　青っぽい色の口内炎で端は白っぽい　壊疽にかかった口内炎
・Bor.	・潰瘍　口の中のアフタ
・Kali-bi.	・潰瘍(口蓋が打ち抜かれたように見える)
・Merc.	・ヒリヒリした痛みで息がくさく、唾液の量が増えるとき ・子供の口内炎やアフタに
・Nat-m.	・口臭があって、口唇ヘルペスを持っているとき (下唇が縦に割れる)子供の口内炎　歯茎にできるもの 　インフルエンザ中にできるもの
・Phos.	・口蓋にできるもの(＝Hep.)
・Staph.	・黄色っぽい色の口内炎

◆歯の問題
●歯の生えるとき　歯の生えが遅い

・Acon.	・子供の歯の生えるとき、生え替わりで恐怖感を伴うとき 　発熱を伴うとき
・Ars.	・歯生時、不安で落ち着けない
・Bell.	・歯が生えそうで生えず、歯茎が赤くはれているとき 　高熱とともに歯痛があるとき　歯生中のイライラ
・Calc.	・発育の遅い子供・乳歯の生え時、腺がはれ風邪様の症状 　となる　親しらずの問題　歯生が早すぎたり、遅すぎたり 　歯生困難(下痢、気管支炎を伴う)
・Calc-p.	・歯のサポートと、歯の成長を早める
・Cham.	・乳歯の生えが痛くイライラしている子供 　だっこをせがむが何をしてもおさまらない怒りっぽい子供
・Cina	・歯ぎしり
・Coff.	・歯の痛み(冷たいもので好転する痛み)　歯ぎしり
・Dros.	・歯生中の下痢
・Hyos.	・歯生中に痙攣性の咳
・Merc.	・黒い歯が出てきて歯の調子が悪いと下痢をする 　歯茎が弱い　歯茎の膿
・Puls.	・乳歯がなかなか生えず、メソメソして甘えん坊の子供
・Rhus-t.	・歯が生えたとき病気になる
・Sil.	・乳歯の生えが遅く、体が小さく、腺のはれがある子供 　親しらずの出が悪い
・Staph.	・屈辱的な痛み
・Sulph.	・出が悪く、歯茎が赤くはれる　炎症がある
・TS-21	・骨と歯の栄養サポート(生命組織塩)
・TS-22	・幼児の歯の栄養サポート(生命組織塩)

●歯の治療への恐怖

・Acon.	・死んでしまうのではないかと不安になる
・Arg-n.	・パニック　手に汗をかき、落ち着きがまったくない
・Gels.	・歯医者に行く前の恐怖感でブルブル震えている 　気を失いそうになる
・Op.	・あまりの恐怖で放心状態となっている
・Stram.	・ショックから変な顔や態度をする

●歯の治療

・Arn.	・歯を抜いたとき、歯茎を傷つけたとき、血が止まらないとき 　痛みと傷の治りを促進させたいとき
・Bell.	・ズキズキと脈打つ歯痛、歯茎の痛み
・Calen.	・歯茎を傷つけたときの消毒や傷の癒しに
・Hyper.	・麻酔注射や神経を抜いた後
・Hep.	・虫歯の応急レメディー　歯茎に膿疱ができる(できもの)
・Mag-p.	・歯痛　歯に鋭い痛み　冷たい飲み物で悪化
・Merc.	・歯の治療後に風邪をひいた感じになったとき 　唾液がいっぱい出る
・Phos.	・麻酔の毒出し
・Staph.	・歯の手術で手荒に扱われ憤慨しているとき

◆鼻の問題
●副鼻腔炎（カタル）　⇒　粘膜の炎症に伴う粘液分泌の増大

- Bry.　・鼻の乾燥　頭痛（前頭部）
- Hep.　・鼻根の炎症で、黄色の濃い鼻汁が出る　頭痛がひどい
- Kali-bi.　・蓄膿症に最も使われるレメディー　黄色のネバネバした粘液が
　　　　　　出る　鼻根に圧迫感や詰まった感覚がある
　　　　　　前頭部（眉の上）の頭痛　目の上の痛み　慢性蓄膿症
　　　　　　鼻汁が喉に落ちる
- Merc.　・副鼻腔炎による頭痛で耳も痛い　目の上も痛い
- Nat-m.　・鼻から淡白の水様の分泌物が出る　くしゃみ、涙が出る
- Puls.　・黄緑色のカタル　夜に鼻が詰まる　耳炎になりやすい

●花粉症（鼻炎）　⇒　体質改善の必要があります

- Apis　・浮腫性のはれを伴う花粉症
- Ars.　・鼻水が焼ける感じで、上唇がヒリヒリする
　　　　　涙などの分泌物も焼ける感じで熱い　喘息とともに
　　　　　慢性鼻炎　くしゃみ
- Carb-v.　・酸欠による血液の濁り　疲れやすい
　　　　　　新陳代謝の悪さからくるアレルギー性花粉症
- Hep.　・黄色の鼻汁になりやすく、チーズのようなにおい
　　　　　喉や耳の痛みが花粉症とともにある
- Merc.　・歯の治療などによる水銀中毒によるアレルギー性花粉症
　　　　　くしゃみが止まらず、喉や首のリンパ腺がはれる
　　　　　花粉症から中耳炎になる
- Nat-m.　・鼻水が淡白様　暖かさで悪化する　鼻水が塩辛い味がする
　　　　　　太陽を見るとくしゃみが出る
- TS-18　・花粉時の栄養サポートレメディー（生命組織塩）
- サポート(Kafu)　・花粉時のコンビネーションレメディー

●鼻のかゆみ
- Cina　（肛門のかゆみ）

●鼻血

・Arn.	・事故やけが、ショックを受けたとき 　鼻への打撃や傷による鼻血　顔を洗ったときに出る鼻血 　咳とともに出る鼻血 　疲れから出る鼻血　鼻をかむことによって出る鼻血
・Bry.	・生理の代わりに出る鼻血　薬で鼻血を止めたもの 　朝起き上がるや否や出る鼻血
・Carb-v.	・どす黒い鼻血　夜に出る鼻血
・Chin.	・周期的に鼻血が出る　貧血を伴う　血の塊がある
・Dros.	・百日咳から鼻血が出る
・Hyos.	・鮮血　嫉妬、怒りから鼻血
・Ip.	・咳を伴い鼻血も出ているとき　月経前の鼻血　鮮血の鼻血
・Lach.	・生理の代わりに出る鼻血　月経前に出る鼻血 　血が黒っぽい　朝の鼻血　鼻をほじることから 　鼻をかむことで出る鼻血　更年期の女性の鼻血
・Merc.	・寝ている間に出る鼻血
・Phos.	・止まりにくい鮮血の鼻血（血液を凝固させる） 　咳とともに出る鼻血　子供の鼻血　簡単に鼻血が出る 　習慣性の鼻血　鼻をかむことで出る鼻血 　感情的なことから出る鼻血　若い女性の鼻血
・Sep.	・頭痛後の鼻血　痔の出血とともに出る鼻血
・TS-01	・血の栄養サポートレメディー（生命組織塩）

◆耳の問題
●耳痛・耳炎

・Acon.	・冷気や突然のショックから起こる突然の耳痛 　風邪のひき始めの耳痛
・Arg-n.	・右から左へ移る耳痛
・Bell.	・ズキズキ脈打つ痛みがあり、耳が赤くなっている耳炎 　熱を持っている右側の耳炎　顔まで痛くなる
・Cham.	・乳歯が生えるときの子供の耳痛 　前かがみになると痛みがひどくなる 　痛みからイライラし、怒っているとき
・Hep.	・黄色の膿が出ている　リンパ節のはれとともに　喉も痛い 　中耳炎
・Kali-bi.	・左の耳痛（＝Sulph.）
・Puls.	・子供の耳炎の代表的なレメディー　黄色の膿 　泣き虫で甘えん坊の子供　風邪から起こる耳炎 　アデノイド切除後の耳炎
・Merc.	・薬害から起こる耳の問題　歯の治療からの耳炎 　夜、布団の温かさで悪化　飛行機の上昇・下降時に耳炎 　鼻をかむと好転する
・Sil.	・耳鳴　症状の押し出し　黄色の膿　鼓膜の破れ

●鼓膜の破れ

・Calen.	・鼓膜の破れのNo.1レメディー　鼓膜の傷
・Sil.	・鼓膜の破れ　耳の大掃除

◆泌尿器系の問題
　●膀胱炎

・Apis	・排尿時に焼けるような痛みがある　排尿困難なとき
・Calen.	・淋病による　カテーテルを入れた後に
・Canth.	・膀胱炎に適合するNo.1レメディー　慢性膀胱炎　出血がある 排尿前後、焼けるようなヒリヒリする痛みがある 強い尿意がある
・Puls.	・子供の膀胱炎
・Staph.	・性交後に膀胱炎になる　慢性膀胱炎　風邪のひき始めに

　●痔

・Arn.	・力み過ぎによる(出産するときも含む)
・Ars.	・内側の痔出血　焼けるような痛み
・Carb-v.	・痔瘻、出血が黒っぽい
・Nux-v.	・かゆみがある　酒から　慢性的な痛みからイライラしやすくなる (刺激物の食べ過ぎ)
・Sep.	・妊娠中にできる痔・出血がある
・Sil.	・虚弱体質の人の切れ痔と痔瘻、脱肛になりやすい
・Sulph.	・ヒリヒリ焼ける痛みで非常なかゆみを伴う　出血がある

◆生理の問題

●月経前症候群

・Calc.	・生理前と後に悪化する　胸がはれる　リンパがはれる
・Ign.	・生理前に人にけんかをふっかけやすい　ため息をつきやすい
・Lach.	・イライラ感が生理前にあるが生理になると和らぐ(出血により楽になる)　生理の周期が長め 黒っぽい出血が特徴(血の濁り)
・Nat-m.	・生理前に憂うつになりイライラする　同情を嫌う　むくむ 水がたまっている感じ　生理前に満月になると最悪 乳房・子宮のはれ
・Puls.	・生理前に感情的・感傷的になり涙もろくなる
・Sep.	・女性ホルモンの乱れ　家族を疎ましく思う 疲れ切っている　夫に触られたくない
・Staph.	・性器が過敏になり痛む レイプされたり慢性的虐待を受けた人

●更年期障害(不規則な生理、顔のほてりが特徴)

・Bell.	・顔が熱を持ち赤くなっている　生理の出血が多い 膣の乾燥感
・Lach.	・黒っぽい出血　暖かさで悪化する のぼせる(特に頭や首や顔)　頭痛とともに
・Puls.	・涙もろくなったりイライラしたり、気分がコロコロ変わる いつもなだめて欲しい
・Sep.	・性交を嫌悪するようになり、性交時、膣に痛みを感じる 腹部の重い痛み　カーッと熱くなる
・Sulph.	・大陰唇が焼けるようにかゆい　汗をいっぱいかく 常に座っていたい

●生理に関すること

- Acon.
  - 精神的ショックや恐怖を感じて以来、生理が不順
    冷えることから生理不順になる
    生理痛になると恐怖感や落ち着きのなさが生じる
- Apis
  - 生理やその前後に手足がむくむとき(喉は渇かない)
    焼けるような痛み　右側卵巣の痛み　毒血症
- Bell.
  - ズキズキと脈打つ痛み　熱を持ち重い感じがする
    経血が多く熱い　生理は早く来る傾向　生理時くさい
- Ign.
  - 失恋や失望のショックや恐怖などから生理が止まる
    生理になると不満でイライラしけんか腰になる
- Ip.
  - 生理前や生理中に吐き気を伴う　鮮血
    へそから子宮にかけて痛みが走る
- Mag-p.
  - 激しい生理痛の際に使用　暖かくすると好転する生理痛
- Nat-m.
  - 生理前と生理中に落ち込みやすく、イライラする
    偏頭痛がある　人と会いたくない　生理が不規則
    血が薄く少量または大量　深く傷ついて以来生理が来ない
- Puls.
  - 生理前の乳房のはれ　足がぬれた後、急に生理になったよう
    なとき　生理が不規則　遅い初潮　初潮の遅かった女性
    生理の前に帯下が多量に出る　下腹部と背中に痛みがある
- Sep.
  - 子宮が重く垂れ下がった感じ
    生理がないと脳震盪を起こす
    イライラし、誰とも話したくない　生理の期間が長い

◆出産に関する問題

●出産

・Acon.	・出産時の「死んでしまうのではないか」という恐怖 　分娩室に入れない
・Arn.	・出血と心身のショックを和らげてくれる 　出産後にも使用(痛みと回復を早める)
・Calen.	・会陰裂傷　会陰切開　帝王切開
・Cham.	・出産時の痛みから怒りイライラし短気を起こしているとき
・Gels.	・体が衰弱し腰が痛いとき　恐怖のためブルブル震えている 　水分を欲しがらない
・Hyper.	・麻酔と帝王切開に
・Puls.	・逆子のレメディー　出産を早めるレメディー
・Sep.	・マタニティーブルー(妊娠中の憂うつ)や出産前後の憂うつ感 　子宮脱

●出産後

・Acon.	・難産の後のショック状態・産後の残尿感にも良い
・Arn.	・産後の疲労感と出血を止める
・Carb-v.	・産後の疲労感　赤ん坊が息をしていないとき(赤ん坊に)
・Hyper.	・産後に尾てい骨が痛むとき

●母乳・授乳

・Bell.	・乳房が石のように硬く、熱を持っている(乳腺炎)　赤い
・Bry.	・乳房が石のように硬く、熱を持っているが、赤くないとき
・Chin.	・授乳(体液の喪失)からの悪化や体力の消耗
・Merc.	・乳頭が乾いてくさいにおいのある膿が出るとき
・Puls.	・母乳が出過ぎて困るとき
・Sil.	・母乳が出にくいとき　乳頭が割れ、治りにくいとき

●母乳不耐（母親がとり、母乳を通して赤ん坊へ）

・Bismu.	・母乳の質が悪い　飲むと吐く
・Bor.	・出産のトラウマから
・Calc.	・母乳が水っぽく、栄養がないから
・Calc-p.	・母乳の質の問題
・Cham．	・怒りから
・Cina	・激怒から
・Merc.	・重金属中毒から
・Nux-v.	・母乳を吐き出す
・Sil.	・母乳の質が悪い（赤ん坊が吐く）　虚弱すぎて飲めない　母乳を拒絶する赤ん坊

◆風邪とインフルエンザ
　熱

・Acon.	・風邪の初期(くしゃみ、喉の痛み、頭痛など風邪をひきそうなときや症状の出始めに使用)⇒　冷たさが体を走る感じ 冷たい風にさらされた後、冷えた後、精神的ショックを受けたときなどに　喉が渇く　熱の出始め 発汗を伴わない高熱
・Ars.	・強い悪寒がある(不安感・落ち着きのなさが見られる) 冷たい飲み物で悪化し、温かい飲み物で好転する 腹の調子も悪く、下痢しやすくなる　鼻水がヒリヒリする 症状が夜中過ぎに悪化　高熱が続く敗血症　衰弱している 体はたいへん冷たいが、水をチビチビ飲みたがる
・Bar-c.	・風邪をひきやすい
・Bell.	・子供の高熱に適合するNo.1レメディー (※高熱の原因のすべてがBell.ではありません。ほかのレメディーも試して下さい) 喉の渇きはあまりないが、柑橘系の飲み物を欲しがる 顔が赤くなって目がウルウルしている風邪 頭は熱く赤いが手足は冷たい　頭に発汗がある 高熱のため気難しく、ぐずる 触られたり動かされることをたいへん嫌がる
・Bry.	・風邪の症状が停滞しているとき　喉や胸の痛み 空咳が出るようなもの(粘液を作っていない／体が乾燥している)　節々の痛みがある　肌の乾燥感　脈が強く打つ 少しも動きたくなく、じーっとしている
・Chin.	・周期的に熱が出る　虚弱感　脱力感　発汗 マラリアのような症状(高熱、痛み、悪寒、脱水症状、脱力感など) 寒かったり熱かったりが交互に来て発汗しても好転しない 特に夜に滝のような汗　いろいろな考えが浮かび眠れない
・Cupr.	・熱から痙攣を起こしたり、てんかんを起こす 熱から足の引きつけを起こす

- Gels.
  - 震えと悪寒(背骨に沿って走る)のあるインフルエンザ
    ゾクゾクしブルブル震えるのでくるまっていたい
    インフルエンザなどのウイルス系の風邪
    疲労感、無気力感、衰弱感を伴う熱　喉の渇きはない
    喉の痛みと鼻水もある　インフルエンザ後の慢性疲労
- Ip.
  - 吐き気があり消化器系にくる風邪やインフルエンザ
    手足に冷たい汗をかく　鮮明な鼻血が出ることもある
- Nat-m.
  - くしゃみと鼻水がひっきりなしに出る風邪やインフルエンザ
    暖かくすると悪化する　熱の花ができる(ヘルペス)
    体は寒いのに太陽に当たると悪化する
- Merc.
  - 寝汗をたくさんかき、夜に悪化する(汗がくさい)
    喉が乾く　寒気がはい上がる
- Puls.
  - 子供の高熱レメディー
    (熱があるのに喉が乾かないのが特徴)
    普段から甘えん坊で泣き虫　熱が出ると泣き虫になる
    暖かくすると悪化する　外気を欲しがる
    水疱瘡　一個所にだけ汗や熱が出る
- Rhus-t.
  - 落ち着きがなくなり、筋肉や関節の痛みを伴うもの
    発熱時の坐骨神経痛　動かすと良くなる　悪寒
    喉の渇き、声がれ　チフスの熱　伸びをしたい欲求
    発熱時の腰痛
- Stram.
  - Bell.で合わないとき　幻覚・幻聴がありうわ言を言う場合
- Verat.
  - 体がたいへん冷えているが高熱を持っている　下痢をする
    幻覚・幻聴がある　冷たい水分を常に欲しがる

◆腹の問題
●下痢

・Acon.	・恐怖から
・Arg-n.	・試験や発表会に立つ等、これから行うことや起こることへの不安感、心配、興奮から生じる下痢　たいへん衝動的 パニックから　甘い物を食べることからの下痢
・Ars.	・食中毒による下痢に適合するNo.1レメディー(嘔吐を伴う) 水っぽくヒリヒリ焼けるような下痢 精神的にはとても不安で落ち着きがなく体は寒い 心配や不安から必ず下痢になる 老人や子供の下痢　水を飲むとすぐに下痢をする 粘液便
・Bismu.	・喉の乾きを伴う下痢
・Bry.	・ひどい下痢で動くことができない(動くと悪化/うつぶせで好転) 吐き気を伴う　口が乾燥し、とても喉が乾くのが特徴 大量の水分をがぶ飲みする
・Calc.	・習慣的な下痢
・Calc-p.	・カルシウム不足から、成長期に
・Cham.	・イライラしがちな幼児の下痢(特に乳歯の生えるとき) てんかんやヒステリーからの下痢
・Chin.	・食中毒　水状で痛みのない下痢　下痢(体液の喪失)により衰弱するとき　食べるとすぐ下痢をする　慢性下痢 果物を食べることからの下痢　肝臓の辺りが痛い 鮮血の混じった便
・Cina	・激しい怒りから(原因は蟯虫)
・Cupr.	・慢性的な下痢　コレラのような下痢
・Ip.	・吐き気、嘔吐とともに
・Merc.	・不快なにおい　夜に悪化する　夕方の冷たい風から悪化 下痢して出しても出しても出し切れない血の混じった便 慢性的な下痢、軟便
・Nat-m.	・塩分のとり過ぎから　下痢と便秘を繰り返す
・Nux-v.	・酒や刺激物から　腹が冷気に当たることによる

	下痢と便秘の繰り返し　怒りから
	飲み過ぎ・食べ過ぎからの下痢
・Phos.	・細い便、または慢性的な便秘
・Puls.	・脂っこい食事の後の下痢
	水っぽい黄色い下痢　喉が乾かないのが特徴
	夜と暖かな部屋で悪化する　新鮮な空気を欲しがる
・Stram.	・痛みのない、自然に出てしまう
・Sulph.	・早朝の下痢　水様性の痛みのない下痢
	ビールの後の下痢　病気後の下痢　食べ過ぎから
・Verat.	・激しい下痢と発汗　赤痢

●消化不良の問題（ガス　腹部膨満感　腹痛　おくび　放屁）

・Ant-c.	・消化器系の問題
・Ars.	・嘔吐を伴う胃腸炎
	胃にヒリヒリ焼けるような痛みがある　冷たい飲み物で悪化
・Arg-n.	・ゲップが困難（新生児）
・Bismu.	・消化器系の問題
・Carb-v.	・胸焼けがしてガスがたまり、おならがいっぱい出る　胃が重い
	消化が遅い
・Chin.	・胃がガスで膨満している感じ　放屁しても楽にならない
・Kali-bi.	・胃の問題を伴う腎臓の炎症、胃の潰瘍、扁桃腺の潰瘍
・Lyc.	・糖分やでんぷん質の食物を食べた後に悪化する
	胃腸内がゴロゴロしガスがたまる　胃痛
・Nux-v.	・刺激物（辛い物、コーヒー等）が好きだが、それにより
	悪化する
・Puls.	・脂っこい食事で悪化する
・Sil.	・食欲が乏しい
・Staph.	・食べ過ぎる傾向がある
・Sulph.	・腸の毒のレメディー　慢性消化不良
	口の中が胃酸で酸っぱいにおいがする　ビールで悪化する
・Phos.	・においのきつい便とガスが一緒に出る　下痢で消耗する
	白い便　鉛筆のように細い便
・Verat.	・胃腸炎

●疝痛

・Bell.	・体を後ろに曲げたりして患部を圧迫すると好転する疝痛 　ズキズキする胃痛が肩や喉まで来る(熱を伴う)
・Bry.	・少しでも動かすと痛いがじっとしていると好転する疝痛 　石のように重い胃　咳をしたり息をすると痛い
・Nux-v.	・熱と痙攣を伴う疝痛　しゃっくりとともに　吐きたいが吐けない　赤ん坊の疝痛　腹膜の痛み　腸の痛み
・Carb-v.	・下腹部が重く張ったように垂れ下がり、ゲップが出る 　(ゲップで好転する)　痛みは胸から腹へ　消化が遅い 　食べるとすぐに眠くなる(血の濁り)
・Chin.	・胃がガスで張ったように感じる疝痛(ゲップで好転しない) 　少量の食べ物でしゃっくり　果物から起こる疝痛
・Cupr.	・慢性的な下痢とともにある疝痛
・Lyc.	・すぐにガスがたまってポコポコと音がする　腸内異常発酵 　大きな音のおなら　赤ん坊の疝痛　右側のヘルニア
・Mag-p.	・疝痛の痛みを和らげたいとき　疝痛全般
・Staph.	・屈辱の後に来る疝痛　手術後の疝痛 　大量に食べることから
・Verat.	・体が冷たいと疝痛がある

●腹の虫(蟯虫)

・Calc.	・常に下痢　消化不足から
・Cina	・鼻をほじり、おしりをポリポリかく
・Lyc.	・ガス腹
・Sil.	・一般的な異物(虫)出し
・Sulph.	・早朝の下痢とともに　不衛生から

●便秘

・Anac.	・肛門に栓を閉められたような感覚 便をしたいのかしたくないのか分からない
・Ant-c.	・下痢と便秘を繰り返す　食べ過ぎから
・Bry.	・便秘なのに便意をもよおさない　便は大きく乾いており、硬くなっている　黒くて血が出ていることもある
・Calc.	・日ごろは下痢だが、病気になると便秘に（下痢のレメディー）
・Nat-m.	・羊の糞のようにコロコロした便（腸内の水分の不足による） 2日ごとの排便　肛門が引きつっている感じ 悲嘆をためることから　塩の食べ過ぎから テカテカした粘液がついた便（下痢のレメディーでもある）
・Nux-v.	・新生児の便秘　便意をもよおすがトイレに行くと出なくなる 少し出るが全部出し切れない感覚　肛門がかゆい 消化不良から　肝障害から（下痢のレメディーでもある）
・Op.	・新生児の便秘や子供の便秘 下痢と便秘を繰り返す（下痢のレメディーでもある） 恐怖心を強く持ち続けることにより無感覚になる
・Sep.	・便意はあるものの、ボールが詰まって出てこない感じ 便を出してもまだある感覚　肛門から突き上げる痛み 柔らかくても固くても出にくい　出産後や妊娠中の便秘 便秘でもまったく便意をもよおさない
・Sil.	・出てきたかと思うと出ないで引っ込んでしまう便（恥ずかしがり屋の便）　生理中や生理前の便秘　肛門の引きつけ 痔瘻があるので踏ん張れない　虚弱なため踏ん張れない 小さく軟らかい便でも出血がある
・Sulph.	・食べ過ぎることから（下痢のレメディーでもある）
・Verat.	・下痢ばかりするが、突然便秘になる（下痢のレメディー）

◆吐き気　嘔吐　つわり
●吐き気

・Ant-t.	・咳とともに　断続的に続く
・Ars.	・下痢と同時に起こる　不安があり落ち着きがない　温かい飲み物をチビチビ飲む　朝の3時や昼の3時に悪化する
・Bry.	・食べた直後に固形物を吐く　飲み物で好転する
・Ip.	・殺されそうなほどのひどい吐き気　吐いても楽にならない　喉が渇かない　咳とともに　頭痛とともに
・Lyc.	・絶食から　外気で好転する
・Nux-v.	・消化不良による吐き気　食べ過ぎ・飲み過ぎによる吐き気　アルコールによる吐き気　吐いた直後は楽になるが、また気分が悪くなる　イライラしている　失神しそうになる　頭痛とともに　妊娠中
・Puls.	・脂っこい食事によって起こる　喉が渇かない　飲むことから悪化する　豚肉やアイスクリームを食べることから
・Sep.	・食事により好転する吐き気　妊娠中
・Sulph.	・自分の体臭から
・Phos.	・温かい食べ物から吐き気　手術後の吐き気(麻酔)

●乗り物酔い

・Ars.	・脂っこい物を食べた後の乗り物酔い　吐き気がして冷たい飲み物を欲しがる
・Nux-v.	・食べ過ぎ・飲み過ぎで胃や肝臓が弱っているときの乗り物酔い
・Ip.	・強い吐き気がする全般的な乗り物酔い

●二日酔い

・Nux-v.	・吐き気と頭痛がある　飲み過ぎ
・Ign.	・たばこの吸い過ぎによるもの
・Ars.	・吐き気と下痢を伴うとき

◆呼吸器系の問題
●咳　喘息　気管支炎

- Acon. ・冷たい風にさらされた後に出る咳
　　　　炎症の初期症状(喉の痛み、咳や熱の出始め)
- Ars. ・不安や恐怖とともに胸の重苦しさや息苦しさを感じる
　　　　(温かい飲み物を要求)
- Ant-t. ・粘着性の痰を伴う咳(老人の痰を伴う咳)　百日咳
　　　　肺にたくさんの粘液を作りゼロゼロいう咳　冷たい汗をかく
- Bry. ・空咳　胸の痛みと頭痛を伴う咳(体が乾いており、粘液が不足している)
- Dros. ・ゼロゼロという粘着性の激しい咳(夜と横になったときに悪化する)　百日咳
- Hep. ・声がれの伴う咳　咳と喉の痛み
- Ip. ・痰を伴う発作的な咳　嘔吐を伴う咳　子供や女性の咳
- Puls. ・朝は湿った咳で痰が出て夜になると空咳になる
　　　　(分泌物は黄色)
- Thuj. ・予防接種後の喘息

●クループ(急性咽頭蓋炎:呼吸困難、犬吠様咳などをきたす小児疾患)

- Acon. ・恐怖感が強いときにすぐに使う　夜に悪化
　　　　急激に起きるときにすぐに使う
- Ars. ・夜中以降に悪化　においで悪化　肺の焼けるような痛み
　　　　発疹を伴う
- Dros. ・咳が止まらず、立て続けに出る
- Lach. ・喉に何かつまった感覚　睡眠で悪化
- Hep. ・夜中過ぎ〜早朝に起きるもの
- Kali-bi. ・薬害や、新建材から出る化学物質による咳
- Phos. ・気管支炎や喉頭炎になるほどの咳

●喉の痛み

・Acon.	・喉が乾いて赤く焼けるような痛みがある 　風邪の初期症状のとき
・Apis	・焼けるような痛みがあり赤くはれているとき
・Bell.	・喉が乾いて赤く焼けるような痛みがある　顔と喉が赤く熱を持っている
・Bry.	・喉の痛みがある　喉の乾きがひどく、水を欲しがるとき
・Gels.	・喉の痛みがあり体力の消耗が激しいインフルエンザの症状があるとき
・Hep.	・喉に膿がたまるような炎症があり、痛みがあるとき
・Lach.	・左側に痛みがあるか、左から右に痛みが移るとき 　飲み込むことで悪化する　喉に詰まった感覚
・Merc.	・唾液がいっぱいで口臭があり、痛みがあるもの 　腺がはれている　大量に発汗する
・Phos.	・咽頭炎や喉頭炎の長引くことによる痛み
・Sil.	・喉に毛が引っ掛かっているような感じ、ムズムズして痛みがあるとき

●気管支炎

・Acon.	・初期段階(喉の痛み、咳の出始め、発熱の初期)
・Ant-t.	・肺にたくさんの痰がありゼロゼロと咳が出る 　衰弱している　冷たい汗をかく

◆皮膚の問題
●蕁麻疹・アレルギー

- Apis ・熱を伴い夜に悪化　赤くプックリとはれるもの(焼けるような、刺すような痛みがある)(冷たさで好転する)
- Ars. ・かゆみが強くヒリヒリする　温かいお湯につかると和らぐもの
- Merc. ・ジュクジュク膿が出るもの
- Nat-m. ・暑さ、寒さ、過労、感情的なことから生じる　日光で生じるもの(日光蕁麻疹)
- Puls. ・脂っこい食べ物から
- Rhus-t. ・イライラして落ち着きがなく痛がゆい(腰痛や肩凝りを伴う)
　　寒さから生じるもの(寒冷蕁麻疹)　毎年同じ季節に(冬)
　　熱の間、リウマチとともに　かくことによって
- Sulph. ・非常にかゆい　風呂や布団に入ると悪化する

●できもの

- Arn. ・痛みのある小さいおできが集まっている(鼻のおでき等)
- Ars. ・赤くて熱く、ヒリヒリするが、温湿布で痛みの和らぐもの
　　分泌物もヒリヒリする
- Apis ・赤くプックリとはれている
- Bell. ・ズキズキと脈打つような痛み
　　熱があり赤くなっている(面疔)
- Hep. ・膿んでいるできものに適合するNo.1レメディー
　　鋭く突き刺すような痛みがあり、冷えて悪化するもの
　　黄緑色の膿のあるもの
- Led. ・患部が青黒いおでき　しりに繰り返し出るおでき
- Sil. ・膿んでいるが口が開かず痛いときに使用
　　症状を進ませるために使用

●湿疹　単純疱疹　帯状疱疹（ヘルペス）

- Apis
  - 水腫のひどいもの
  - とてもかゆくヒリヒリ焼けるような痛みがある
- Ars.
  - 精神的にはとても不安で落ち着きがない
  - 体が冷たく、暖かさやお湯につかると好転する
- Nat-m.
  - 口の周りのヘルペス　熱の花　性器の帯状疱疹
  - 水膨れのヘルペス　性器のヘルペス
  - 湿った湿疹でかゆみはあまりない　水っぽい湿疹
  - 下唇の真ん中に縦にひび割れ　手や口のはしにできる
- Hep.
  - 黄色に膿んでいる
- Merc.
  - 黄色の膿がある　口内炎　帯状疱疹
- Rhus-t.
  - 湿疹は赤くひどい痒みがある　神経に沿って出るヘルペス
  - でたいへん痛い　性器の帯状疱疹　肺の問題と交互に起こる
  - 赤い小さいブツブツ　水疱が出る　皮膚は乾燥している
  - 脇腹や関節に生じる
- Sep.
  - 毎春に膿を持った刺されたような痛み　性器ヘルペス
  - 大陰唇のヘルペス　口唇のヘルペス
- Sulph.
  - 湿疹は乾燥しており非常にかゆい　風呂や布団に入ると悪化
- Thuj.
  - 性器に出る、薬で抑えたことがある

●にきび

- Bell.
  - 顔が赤く、できものも赤い
- Hep.
  - できものが顔〜肩にかけてたくさんある（特に額）
  - 触られると痛い　いつの間にかおできになる
  - リンパ節のはれを伴う　にきびが面疔になり膿がたまる
- Puls.
  - 思春期のにきび　月経前に悪化　脂っこい食物で悪化する
- Rhus-t.
  - 赤くブツブツになるものでかゆい　ヘルペスとともにある
- Sep.
  - 女性ホルモンバランスが悪くてにきびになるもの
- Sil.
  - 痕が残るにきび　治りにくいもの
- Sulph.
  - かゆさを伴うにきび　暑さで悪化
  - 鼻の近くのにきびで青っぽい

●日焼け
- Apis ・日焼けして赤く大きく膨れるもの
- Bell. ・熱を持ち赤く、乾燥しヒリヒリと痛いもの
- Canth. ・強度の日焼けで火傷のようになったもの
- Nat-m. ・日焼けして水膨れになったもの

●とびひ
- Ars. ・焼けるように痛く、血の混じった汁が出るとただれる
  壊疽しやすい　右側のもの　唇にも出る
- Rhus-t. ・頭や顔にも出るもので、赤い発疹が小さいもの　たいへん
  かゆい　汁はミルク色
- Kali-bi. ・潰瘍になりやすいとびひ　黄色の濃い汁が出る
  熱いので冷やしたい
- Hep. ・すぐに化膿する　触られると嫌がる　体がとても冷たい
  大きなとびひの周りに小さいとびひができる　治りにくい
- Merc. ・頭や耳にとびひして汁がいっぱい出る　汗が出ると悪化する
  かゆみが強い

●浮腫・水腫
- Apis ・水を飲みたがらない　アレルギーでのむくみ（冷気で好転）
- Nat-m. ・腎臓が弱く、体全体がむくむ　腹水　膝の水など
  生理前や生理中にむくむ　頭がむくむ
  塩のとり過ぎでむくむ　太陽アレルギー

◆虫刺されなど
●虫刺され

・Apis	・蜂(蜜蜂や足長蜂)に刺されたとき　浮腫状態のはれ　ヒリヒリする痛み
・Bell.	・虫に刺され熱を持ち赤くなっている
・Hyper.	・虫刺されのレメディー　ヒリヒリと焼けるような痛みが上に上がっていくとき
・Led.	・虫刺されのレメディー　スズメ蜂や足長蜂に刺されたときに最適　浮腫状態のはれ
・Lach.	・患部が紫っぽくなる(毒グモ、毒蛇などによる)

●かみ傷

・Arn.	・動物のかみ傷　血が出ている　ショック状態を緩和
・Hyper.	・神経に達するかみ傷
・Led.	・犬にかまれたとき

◆事故・けが・火傷などの問題
●事故が起こったら

・Acon.	・事故による心身のショック、恐怖、不安にArn.と併用
・Arn.	・事故による肉体的ショックがある場合に必ず用いること 頭を打っていたら必ず、すぐに用いること 事故に最も使われるレメディー、ショック、打撲、打ち身、 頭部の強打、出血など　脳震盪(とにかくArn.を与える)
・Hyper.	・神経に達するほどの事故　尾てい骨の強打

●打撲(打ち身)

・Arn.	・とにかくArn.を与える
・Led.	・青く(黒く)はれた打ち身　目の打撲はLedumが最適
・Ruta	・骨の打ち身(脛など)
・Hyper.	・尾てい骨の打ち身

●けが

・Arn.	・とにかくArn.を与える(場合によってAcon.も使用)
・Calen.	・傷口の消毒に最も適した緊急レメディー
・Hyper.	・神経に達するけが　神経を切ったけがや痛み 破傷風のレメディー　くぎを踏み抜いた
・Led.	・傷口が青っぽく冷たくなる場合　手足や爪のけが、 破傷風のレメディー　ピンが刺さる
・Rhus-t.	・腱や関節のけが(捻挫、挫傷、筋ちがい、筋肉痛)
・Ruta	・靭帯や腱のけがに最も適合するレメディー(むち打ち症、 捻挫)　骨膜や軟骨のけがにも適合する(骨の打ち身)

●捻挫

・Arn.	・けがや運動のし過ぎによる場合、はれと痣がある場合に とにかくArn.
・Bry.	・少しの動きでも悪化する(体の乾燥)　激しい痛みがある
・Rhus-t.	・筋肉の痛みを伴い熱を持ってはれている
・Ruta	・捻挫のNo.1レメディー(Rhus-t.と併用)

●むち打ち
- Hyper. ・神経に沿って患部に痛みがあるとき
　　　　　筋肉や筋とともに神経も引っ張られて伸びているとき
　　　　　痺れ感がある
- Ruta ・筋をちがえたとき　腱を傷めたと感じるとき

●骨折
- Arn. ・骨折時の痛みとショック　内出血の悪化予防
- Bry. ・骨折時の縫われるような痛み
- Calc. ・Phos.と一緒にとる　骨折後
- Ruta ・骨折で腱や靭帯、筋肉も損傷したとき
- Hyper. ・骨折時に神経も損傷したとき
- Mag-p. ・骨折時の耐えられない痛み

●火傷・熱湯火傷
- Acon. ・火傷したときに精神的なショックがあるとき
- Arn. ・火傷したときの身体的・精神的ショック状態を和らげる
- Ars. ・ヒリヒリする火傷　焼けただれた火傷
- Calen. ・火傷したときの一般的なレメディー（軽度～重度まで）
　　　　　傷の消毒と治癒を早める
- Canth. ・火傷に適合するNo.1レメディー、火膨れした第2度の火傷
- Caust. ・焼けただれてヒリヒリする火傷
- Lach. ・火傷した個所が紫色に変色している場合

●異物の刺さり（とげ）
- Sil. ・異物出しに適合するNo.1レメディー（リピートが必要）

◆痛みの問題

●痛み

・Mag-p.	・痛み全般に適合する代表的なレメディー

●頭痛

・Acon.	・冷たい風にさらされた後の頭痛　ショック後の頭痛 急激な変化があった後の頭痛
・Ars.	・過労による頭痛　興奮したときに起こるもの　右側 不安から
・Bell.	・ズキズキと脈打つような頭痛　顔がほてり赤くなっている 熱による頭痛　まぶしい光、音、振動、接触、暗い部屋で横になることで悪化
・Bry.	・はち切れる、裂ける、重い物で押しつぶされるような頭痛が前頭部にある　目や頭を動かすことで悪化し、静かに横になることで症状が和らぐ　割れるような頭痛 便秘による体毒が血を巡ることからくる頭痛
・Gels.	・鈍く重い頭痛　ボーッとして倦怠感がある
・Lach.	・左側の頭痛　起床時の頭痛（後頭部の重み等） 重く締め付けられるような頭痛　太陽の光で悪化
・Sil.	・旅行や人工的な光、すき間風から起こる頭痛
・Nat-m.	・目の上の痛みとともに起こる頭痛　前頭部の頭痛
・Puls.	・感情、生理、消化不良などから起こる頭痛
・Phos.	・人工的な光（蛍光灯）による頭痛　雷の後に起こる頭痛

●神経痛

・Phos.	・敏感症の人に　慢性関節炎に　脊髄の痛みに
・Hyper.	・神経のしびれ、麻痺、痛み　けがからくる神経痛
・Kali-bi.	・坐骨神経痛　膝の痛みに
・Mag-p.	・痙攣性の神経痛　冷気で悪化　暖気や熱い風呂で好転
・Rhus-t.	・神経痛　坐骨神経痛　動き始めは痛いが動き出すと好転 伸ばすと好転

●腰痛
- Arn.　　・事故の後や腰の使い過ぎ
- Hyper.　・出産後　脊椎を痛めた後　ヘルニア
- Rhus-t.　・腰の使い過ぎ　激しい運動のし過ぎ
　　　　　　首の凝りからくるもの
- Ruta　　・仰向けに寝ることで痛みが楽になる
　　　　　　足首をかばって走ることによる

◆精神的な問題、子供の癖、行動的な問題など
　　　　※各レメディーの精神的特徴は、各マテリア・メディカを参照してください。
　　　　●試験前の不安感

・Arg-n.	・下痢を伴い落ち着かないとき　パニック
・Gels.	・下痢を伴いブルブルと震える場合　恐怖
・Lyc.	・最初はあがるが、段々と良くなっていくもの　自信がない

●不安症

・Acon.	・事故やショックからの不安　夜に悪化する　恐怖とともに
・Arg-n.	・パニック　強迫観念　息ができない　これから起きることへの不安(試験や発表会など)　不安から下痢や腹が張る
・Ars.	・ひどい不安や落ち着きのなさ 健康に対する不安や死に対する恐怖が強い　神経質
・Bar-c.	・人に対して　ばかにされることに対して
・Bor.	・下降する動きに対して　出産時のトラウマ
・Cina	・イライラ・イガイガとともに
・Gels.	・歯医者　出産　発表会にあがること
・Ign.	・死別、離別、失恋、失望して以来の不安
・Kali-c.	・物事が自分の思い通りにいかない
・Lyc.	・自分はダメだ、クズだといって自信がない 試験、発表会(しかし始めるとうまくやる)
・Op.	・不安いっぱいでボーッとしている 現実を見つめることができない
・Phos.	・暗いところ　モンスター　雷　電気を付けて寝たい
・Puls.	・独りにされる　捨てられると思う気持ち　独りでいられない
・Stram.	・海　トンネル　幽霊　墓場　夜

　　　　●屈辱感

・Ign.	・失恋　失望　悲しみ
・Nat-m.	・繰り返し来る失恋と苦々しい人生
・Staph.	・屈辱感の代表的レメディー　言葉や肉体の暴力　レイプ

●精神的ショック
- Acon. ・精神的ショックの最初の選択肢
- Ign. ・離別、死別、失恋などの突然の失望によるショック
  　　　感情的打撃　失望によるヒステリー
- Nat-m. ・長い間の悲観や苦悩
- Staph. ・怒りを抑えため込んでいる

●悲しみ
- Ign. ・離別、死別、失恋、理想の崩壊、失望などによる悲しみ
- Nat-m. ・深い悲しみ
  　　　Ign.のショックが癒されないまま慢性化した悲しみ
- Lyc. ・うまくいかなかったと思う失敗感
- Puls. ・思春期の繊細な心に

●怒りっぽい
- Bell. ・痛みから　熱から
- Calc-p. ・カルシウム不足から
- Cham. ・疳の虫　痛みから
- Cina ・Cham.以上のヒステリーから
- Phos. ・影響を受けやすく、すぐ怒るが、すぐ冷める
- Staph. ・屈辱や怒りを抑え過ぎて、爆発
- Stram. ・せん妄から　熱から　身も凍るほどの恐怖から（アドレナリン）

●暴力
- Hep. ・暴力的な性質
- Hyos. ・暴力的に何でも壊す
- Tarent. ・暴力的な何でも壊す難しい子供

●恥ずかしがり
- Bar-c. ・常に笑われるから　親の後に隠れる
- Calc. ・不安や心配から行動できない　親の後に隠れる
- Nat-m. ・自分の殻に閉じこもり、まったく打ち解けない
- Sil. ・自信がないため、絶えず後退しようとする

●嫉妬

・Apis	・女性の問題（子宮・卵巣）とともに 　疑い深い　浮気に対して嫉妬　私、女王蜂よ！
・Ars.	・私をヘルプしなさい！
・Hyos.	・子供間の嫉妬　新しい兄弟ができた 　（悪いことをして親の目を引こう！）
・Ign.	・母との離別（ほかの子に取られた！）
・Lach.	・自分がトップに立ちたい　自己中心的　酒を飲むと 　宗教的な嫉妬　復讐心とともに　嫉妬と憎しみ 　私をないがしろにして、今に見てろ！
・Nat-m.	・浮気な男性に対しての嫉妬　女性どうしの間で 　（男性的なふりをしているが内心は女性っぽい） 　誰も私を好きになってくれない
・Nux-v.	・オレが一番！
・Phos.	・自分にない物をほかの子が持っている　あれもこれも欲しい
・Puls.	・子供どうしの間での嫉妬　自分だけ愛して
・Sep.	・ホルモンバランスが悪くなり女性性を否定するが、女っぽい人に対して嫉妬する
・Verat.	・弟や妹への嫉妬（自分の居場所、地位がどこにあるか常に心配）

●子供のうつ、落ち込み

・Ant-c.	・母子のつながりのなさから
・Ars.	落ち着きがなく、病気に対して心配
・Calc.	・自分に自信がなく、常に不安がっている
・Caust.	・人生の苦しみから
・Ign.	・好きな人からの別れや離されることから
・Lach.	・欲しいものが手に入らない
・Lyc.	・自分に自信がない
・Nat-m.	・自己卑下、悲観から
・Rhus-t.	・不安と落ち着かないことから
・Staph.	・自虐、自分を無価値だと思う
・Sulph.	・やりたいことができない

●頑固

・Anac.	・2つの自己があるから
・Ant-c.	・自分しか頼れるものがないから
・Calc.	・太って動きたくないから　マイペース
・Caps.	・過去に生きているため
・Cina	・とにかく、言い張る
・Sil.	・頑固だが、優しくすると泣く
・Tarent.	・頑固のうえ、うそもつく
・Thuj.	・本当の自分を知らないから

●気絶

・Acon.	・恐怖などの精神的ショックから
・Arn.	・事故やけが等の肉体的ショックから
・Cham.	・痛みから(Cham.は痛みに弱い)　痛みのヒステリーから
・Chin.	・体液の喪失から(発汗・出血・下痢等)
・Ign.	・離別、死別、失恋などの精神的ショックから 　女性のヒステリーから
・Nat-m.	・混雑した部屋や暑い部屋から
・Puls.	・暑く風通しの悪い環境から

●不眠症

・Acon.	・恐怖感から
・Arn.	・疲れ過ぎから
・Bor.	・(暑いと)熟睡できない
・Cham.	・イライラする子供　怒りから
・Coff.	・興奮から(うれしいことからも悲しいことからも) 　刺激的な出来事から
・Mag-p.	・過敏症から
・Nux-v.	・働き過ぎやストレスから
・Stram.	・明かりを付けないと眠れない 　夜中に叫び声を上げて目を覚ます

●夜尿症（おねしょ）

・Apis	・飛ぶ夢を見ることから　水腫から　腎臓機能不全　むくみとともに
・Arg-n.	・パニックを起こしやすいことから
・Arn.	・疲れから
・Ars.	・心配から
・Bell.	・熱から　深く眠るためになかなか起きない
・Calc.	・成長不足から
・Caust.	・針のむしろと感じていることから　睡眠後数時間以内
・Cham.	・痛み、怒りから
・Chin.	・虚弱な子供
・Hyos.	・親が構ってくれない
・Lyc.	・小心者で、またおねしょするのではと自己暗示にかかることから　縮み上がり、いつも人前で恥をかかされている子供に
・Mag-p.	・痛みがひどいときや、筋肉の緊張から
・Nat-m.	・体に水分をため込むことによって（感情もため込む）
・Opium	・恐怖から
・Puls.	・独りで寝れない不安から
・Rhus-t.	・落ち着きがなく、緊張したまま寝ることから
・Sep..	・疲労困憊から　寝入りばなにおしっこの夢を見ることから
・Sil.	・虚弱から　膀胱の弱さから
・Stram.	・幻覚から
・Sulph.	・怠惰なため（トイレに行かない）

●鼻をほじる、唇の皮を剥く

・Bry.	・唇が乾いてかさかさになっている
・Cina	・蟯虫から
・Hyos.	・嫉妬や「心ここにあらず」から
・Lach.	・嫉妬や無念さから
・Nat-m.	・悲観、みじめさから
・Nux-v.	・癇癪から
・Stram.	・不安、恐怖から

●爪かみ

・Acon.	・恐怖から
・Bar-c.	・知能が低いことから
・Cina	・蟯虫がいることによって
・Hyos.	・『心ここにあらず』のため
・Lyc.	・小心者、あがり症のため
・Nat-m.	・人に心を打ち明けられないことから
・Sil.	・爪が軟らかすぎ、もろいため
・Sulph.	・腹が減っているため

●罵詈雑言を言う

・Anac.	・暴力的　言うことを聞かない
・Bell.	・暴力的　怒りっぽい
・Lach.	・嫉妬から
・Lyc.	・身内だけに　内弁慶
・Stram.	・暴力的　切羽詰まった感じ
・Tarent.	・うそつき　ずるい
・Verat.	・うそつき　自分をかばう

●集中力に欠ける

・Apis	・読書や勉強に集中できない
・Arg-n.	・不安やパニックから
・Bar-c.	・全体的に、いつも
・Kali-p.	・神経の疲れから
・Nux-v.	・食べ過ぎや、イライラから
・Phos.	・いろいろな影響が多過ぎて
・Sil.	・体力不足から
・Staph.	・自己卑下や、マスターベーションから
・Sulph.	・興味が多過ぎて、目移りすることから

●泣き叫ぶ

・Apis	・金切り声を上げる
・Bor.	・下降する動きから　皮膚疾患から
・Calc-p.	・疲れ、歯・骨の問題から
・Cham.	・痛みから　気に入らないことから
・Cina	・激怒から　注意されることから
・Ign.	・母と別れたり、ペットと別れたりすることから
・Kali-p.	・神経の疲れから
・Nux-v.	・イライラから

●親から離れない

・Acon.	・恐怖から
・Ars.	・心配から
・Bar-c.	・知恵がないので
・Bismu.	・誰でもいいから一緒にいたい　孤独に耐えられない
・Bor.	・出産のトラウマから
・Caust.	・針のむしろで落ち着けないことから
・Gels.	・不安から
・Op.	・身に迫る恐怖から
・Phos.	・いろいろな物から影響を受けやすいことから
・Puls.	・とにかく母と一緒にいたい
・Stram.	・幻覚から

●身ぎれいにしない、見た目が汚い

・Bor.	・皮膚疾患がひどく、治っても見た目が汚い
・Caps.	・今を捨て過去に生きているので自分を構わない
・Nat-m.	・自分のケアよりも人のケアをしたい
・Nux-v.	・肝疾患があるため、すすけて見える
・Staph.	・自己卑下をしているため自分を構わない
・Sulph.	・皮膚疾患がひどく、洗うことでより悪化する

●性器をいじって遊ぶ
- Hyos. ・嫉妬心から自分を満足させるために
- Staph. ・自虐的にいじる
- Thuj. ・隠れてマスターベーションする
　　　　　薬害からリンパ節がはれることによって

●夜泣き
- Bell. ・熱と幻覚から怒りながら泣く
- Bismu. ・ともかく独りでいられない
- Bor. ・出産の不安が癒えない
- Cina ・激怒しながら泣きじゃくる
- Coff. ・緊張や神経の立っていることから
- Hyos. ・脳の痛みや嫉妬から
- Ign. ・さめざめ泣く、悲しみから
- Lyc. ・心配性のため
- Puls. ・同情のためお母さんを求める
- Sil. ・虚弱で常に病気を気にする
- Stram. ・恐怖や脳炎のため

●接触拒否
- Cina ・触れられたり、優しくなでられることを拒否
- Ant-c. ・触られることに我慢ならない
- Ant-t. ・触られることへの拒否

●多動児
- Anac. ・暴力的　自分の中に2つの自己がある　決められない
- Ars. ・強迫観念が強い　汚い物を嫌がる
- Cina ・怒り　鼻をほじる
- Hyos. ・嫉妬から　ばかげた行動　性器をいじる
- Rhus-t. ・とにかく動くと楽になるから
- Stram. ・恐怖心　夜泣き　叫び声
- Tarent. ・ピョンピョン跳ねる　音楽好き

●学習能力不足

・Apis	・読書や勉強に集中できない
・Arg-n.	・パニックを起こすことがある
・Ars.	・不安から　下痢
・Bar-c.	・何も分からない　知的発達の遅れ
・Calc.	・成長期　下痢
・Calc-p.	・成長期の問題　だるい
・Lyc.	・難読症
・Nat-m.	・言葉を覚えるのが遅い
・Phos.	・いろいろな物が気になって集中できない
・Sil.	・体力がないため

●拒食症・過食症

・Anac.	・2つの意志が葛藤している
・Ars.	・強迫観念から
・Ant-c.	・とにかく食べる　食べることで満足しようとする
・Caps.	・ホームシックからの過食
・Chin.	・肝臓・脾臓が悪く、人間嫌い
・Ign.	・失恋や死別によるもの　自分の希望がかなえられないことに対して
・Nat-m.	・ほかの人からの深い傷付きによる　悲観から　長い間根に持っている
・Staph.	・自己虐待や怒りから　感情の抑圧から　屈辱から過食　言いたいことを言えない
・Sulph.	・食べることに興味がなくなる

●しらみ

・Lyc.	・ばかにされる、辱めを受けることから
・Merc.	・代謝不足から
・Staph.	・自分はクズだ、醜いと思うことから
・Sulph.	・身の回りをきれいにしないことから

◆ 成長の問題
　●成長過剰

・Calc.	・成長期　リンパ節のはれ　太っている子供
・Calc-p.	・成長が急激に進み関節が痛い　やせている子供
・Phos.	・骨の成長度を整える　背の高い子供

　●成長不足

・Bar-c.	・小さい　リンパ節のはれ　頭が悪い
・Calc.	・リンパ節のはれ　下痢ばかりする　歩き始めが遅い
・Calc-p.	・やせている　疲れやすい
・Caust.	・歩き始めが遅い
・Phos.	・細い
・Sil.	・小さい　虚弱　頭が良い

　●やせ

・Ars.	・デリケート　神経質
・Calc.	・小さいころは太っていたが、だんだんやせてきた
・Calc-p.	・カルシウム代謝の悪さから
・Caust.	・虚弱
・Cina	・怒りとイライラから
・Lyc.	・上半身はやせていて、下半身は太い
・Nat-m.	・悲しみから
・Op.	・誕生時から体重が増えない
・Sil.	・小さい　太れない　食欲がない　虚弱
・Sulph.	・よく食べる割に太れない　早朝の下痢
・Verat.	・下痢と冷たい汗

◆子供の病気の問題(「子供のかかる病気」(p.221))参照
●アデノイドやリンパ節の問題

・Bar-c.	・首のリンパ節(扁桃腺)の腫脹　肥大したアデノイドや扁桃腺
・Calc.	・体全体のリンパ節の腫脹(代謝不足から)
・Thuj.	・鼠径部や脇の下のリンパ節の腫脹(予防接種から)

●引きつけ

・Apis	・脳炎から
・Bell.	・高熱から
・Calc.	・栄養不足から
・Cham.	・癇癪から
・Cina	・激怒から
・Coff.	・痛みや、うれしいことから
・Cupr.	・熱性痙攣から
・Hyos.	・ヒステリーから
・Ign.	・ヒステリーから
・Op.	・恐怖から
・Stram.	・高熱から

●爪の問題

・Caust.	・爪が伸びるのが早い
・Sep.	・白い斑点
・Sil.	・肉に食い込む

●新生児黄疸

・Acon.	・恐怖から
・Chin.	・貧血から
・Merc.	・重金属中毒から
・Nux-v.	・体毒から

●チアノーゼ
- Ars　　・循環の悪さから　不安から
- Bor.　　・酸欠と不安から
- Carb-v.　・酸欠から
- Chin.　　・貧血から
- Lach.　　・紫色　心臓不全から
- Phos.　　・麻酔から
- Sulph.　　・炎症から
- TS-01　　・血液の浄化

●泉門が閉じない
- Apis　　・頭が軟らかく水腫がある
- Calc.　　・頭の泉門を押すとベコっと引っ込む
- Calc-p.　・(TS-21内)頭骨の成長を助ける
- Merc.　　・リンパ腫から
- Sep.　　・ホルモン不全から
- Sil.　　・骨の未発達から
- Sulph.　　・炎症から

●しゃっくりが止まらない
- Acon.　　・恐怖から
- Bell.　　・熱から
- Bismu.　　・嘔吐を伴って
- Hyos.　　・嫉妬から
- Ign.　　・悲しみから
- Nux-v.　　・辛い物の食べ過ぎから
- Puls.　　・脂っこい物のとり過ぎから

●鼠経ヘルニア
・Acon.　・Ant-c.　・Bor.　・Calc.　・Cham.　・Cina
・Lyc.　・Nat-m.　・Nux-v.　・Op.　・Sil.　・Thuj.

●どもり
・Acon. ・Bell. ・Caust. ・Ign. ・Merc.
・Nux-v. ・Op. ・Phos. ・Stram.

●舌たらず
・Rhus-t. ・Lach. ・Nux-v. ・Merc. ・Calc.

◆その他の問題
●時差ぼけ ・Arn.

●首や肩の凝り
・Arn. ・うっ血による
・Rhus-t. ・凝りがあって疲れているとき 筋肉痛
　　　　　首や肩が凝って涙が出そうなほど痛むとき

●過労・疲労
・Arn. ・肉体疲労時 筋肉痛
・Chin. ・発汗、授乳、下痢など体液の放出によるもの
・Carb-v. ・疲労困憊時 酸欠のため
・Nux-v. ・働き過ぎ・活動的過ぎる人の疲労
・Rhus-t. ・肉体疲労で筋肉の痛むとき 毎日体を鍛えている人

●体内の異物
・Sil. ・針、とげ、目のゴミなど体内に異物があるとき
　　　　※シリコンやペースメーカーなどを入れている人は要注意

●日射病
・Bell. ・顔が真っ赤になり、熱や頭痛を伴う状態のとき
　　　　柑橘類だけ飲める
・Bry. ・粘膜の過度な乾燥により刺すような、はち切れるような頭痛
　　　　動かすことで悪化 大量の水を飲みたい

●おぼれる
- Ant-t.　・おぼれて息をしていない
- Carb-v.　・蘇生のレメディー

●リウマチ
- Arn.　・働き過ぎから　事故やけがから
- Bry.　・関節が赤くはれ上がる　動かすことで悪化する
　　　　　関節部に炎症がある
- Rhus-t.　・働き過ぎから　関節と筋肉にはれがある
　　　　　動かし始めが硬いが動くと楽になる
- Kali-bi.　・鼻の疾患とともに関節炎がある場合　慢性リウマチ

●中毒
- Nux-v.　・酒、たばこ、コーヒー中毒

●手術
- Ant-t.　・麻酔による吐き気
- Arn.　・回復の促進・手術前後の出血予防
- Calen.　・手術前後の消毒・傷の癒し
- Hyper.　・注射やメスで深く切るとき
- Mag-p.　・痛み
- Op.　・昏睡状態が続いたとき　痛みが分からない、または痛みが異常なくらいある
- Phos.　・麻酔の毒　麻酔による吐き気
- Staph.　・メスによる傷口の回復促進　自由にならない屈辱感
　　　　　麻酔による吐き気
- Bismu.　・手術になってしまう流れ

●悪夢
・過去にあったこと
　　Acon.　Bry.　Caps.　Lach.　Rhus-t.　Sil.
・火の夢
　　Anac.　Ars.　Cupr.　Hep.　Nat-m.　Phos.　Rhus-t.　Sulph.
・幽霊
　　Arg-n.　Carb-v.　Sil.　Sulph.
・死ぬ
　　Calc.　Lach.　Sulph.　Thuj.
・落ちる
　　Bell.　Hep.　Merc.　Puls.　Thuj.　Sulph.
●夢遊病
　　Acon.　Anac.　Bry.　Nat-m.　Op.　Phos.　Sil.　Stram.　Sulph.　Tarent.
●腟炎
　　Bor.　Merc.　Nat-m.　Sulph.　Thuj.

●排尿痛

・Acon.	・おしっこができないことで
・Apis	・おしっこが出ないことで
・Bor.	・とても行きたいのに、出すときに痛む腟炎、尿道炎
・Canth.	・膀胱炎から
・Lyc.	・行きたいのに、行くと出なくなる、不安から

●汗

・Bar-c.	・足に不快なにおいの発汗
・Sil.	・足に不快なにおいの発汗
・Phos.	・深い睡眠中、多量に発汗
・Merc.	・多量の寝汗
・Cham.	・頭に酸っぱいにおいの汗
・Thuj.	・脇の下の汗　服を脱ぐと汗が出る

第7章　子供のかかる病気

　子供のかかる病気というのは、急性小児病のことで、乳児期、幼児期、少年期にかかることの多い、はしか、耳下腺炎（おたふく風邪）、水疱瘡などの病気をさします。
　この章では、それらに加え、熱性痙攣なども取り上げます。
　「予防接種の害」の章で、子供のかかる病気の予防接種は受けないほうが賢明であると言いましたが、今流行しているB型肝炎、インフルエンザ、結核、髄膜炎などのワクチンもしないほうが賢明です。してしまった場合、Thuj.、Sil.、Sulph.などの予防接種の害に適合するレメディーをとってください。
　根本的にやりたい場合は、お近くのホメオパスへご相談に行かれることをお勧めします。
　子供のかかる病気は、自然に任せ、かかる子供はかかったほうがよく、それらにかかることによって、逆にバイタルフォースの歪みを取ってくれるとホメオパシーでは考えます。子供のかかる病気は、生来的な不自然さを押し出し、大掃除していると考えるのです。ですから、子供のかかる病気にかかって生じる症状は、自然体に戻るために避けられない部分でもあります。しかし、この子供のかかる病気で死ぬ子供は、実際のところ本当に少ないのです。逆に予防接種を受けることで、子供のときにかかることができず、大人になってからかかってしまうために、症状が重くなり、生命の危険が伴うようになってしまうのです。
　本来、子供がかかる病気は子供がかかるようになっています。それが自然で正しいからそうすれば良いのです。ただし現在、親が受けた予防接種の影響と思われる、生まれながらにバイタルフォースの弱い子供が生まれており、そういう子供を持つ親としては心配でしょうが、ホメオパシーでは、そのような子供でも、症状を押し出せるよう自然治癒力を揺り動かします。症状とは、治ろうとして頑張っている姿です。必要なのは、その症状を止めることではありません。その症状を後押ししてくれる同種のレメディーが必要なのです。
　私は、極論すれば、免疫システムとは自己と非自己を識別するシステムだと思っています。またバイタルフォースがひどく弱っていない限り、基本的に

自己の内部にないパターンは、それに対応する病原体に感染しないという考えを持っています。もっとも自己の内部に不自然なパターンを持っていれば、それがバイタルフォースを弱くする原因であり、病原体と共鳴する部分でもあるわけですが…。

非自己を自己と認め、自己の一部として組み込み、生命機構が変化してしまうことでマヤズム化していきます。

それは、不自然さが全体の流れの中に取り込まれ、バイタルフォース（生命エネルギーの流れ）が複雑に変化する過程とも言えます。

症状を抑圧することは、不自然さを固定化することであり、生命エネルギーの流れを複雑にし、マヤズム化を促進することになります。

症状は、自然になる過程、浄化の過程そのものと言えます。

病気とは、それが目に見えなくてもあるのであり、症状として出てくることで、初めて病気が存在していたことを知ることができます。小児病の素因もその通りです。

病原体は、心の不自然なパターンの生物化（現実化）であると考えることもできます。病原体が出現し、それが体内に入ることによって、不自然なパターンを自己と認めている心身に刺激を与え、＜自己ではないよー＞と気付かせてくれるのです。とても厳しいですが、これが自然のなす同種療法（ホメオパシー）であると考えます。

バイタルフォースの一部として組み込まれた不自然さを揺さぶることができるのは、同じパターンによる共鳴だけです。パターンが共鳴増幅して初めて、自己だと思い込んでいた非自己が本当の自分ではないことに気付くことができます。そうして自己と非自己の識別が可能となって初めて、バイタルフォースがその非自己という不自然なパターンを押し出そうとする意志が働くのです。

子供のかかる病気は、子供のようにバイタルフォースが強いときに、カルマとも言える先天的に埋め込まれていた非自己（マヤズム）を吐き出すための神のはからいとも言えるものです。

予防接種は、現代医学の勝利の象徴として利用され、その有効性は神話のようになっていますが、それは意図的に仕組まれたものであり、統計的なごまかしによるもので、事実は残念ながら正反対です。

　ホメオパシーは、病原体を使い抗体を作らせたりする方法ではありません。ホメオパシー的に言うなら、予防とは、この素因の解放のことであり、要するに本来の生命力を取り戻すことなのです。

　似たようなものを（ホメオパシーはレメディーを、予防接種は抗原を）使うということで、ホメオパシーと予防接種の類似点を指摘する人がいますが、私はホメオパシーと予防接種は、ホメオパシーとアロパシーがちょうど正反対であるように正反対なものだと考えています。

　皮下注射のように直接異物を注入することによって、強引に抗体を作るだけで、病気にかかる素因を持っているにもかかわらず、病気にかかることができないとしたら、それは症状にふたをして抑えることといったい何の違いがあるだろうかと思うのです。

　予防接種は、非自己の自己化を押し進めるものであり、それどころか小児病の素因をもともと持っていなかったかもしれない子供に、細菌やウイルスを体内に直接注入することによって、ありもしない病的パターンをわざわざ埋め込み、その悪影響が後々生じている可能性があります。事実、生ワクチンを使っているジフテリアの予防接種では、逆に予防接種を始めてからかかる人が増えているという統計があり、広く認知されています。

　さらにホメオパシーでは、輸血によりマヤズムが受け継がれると考えます。何かが体内に注入され、それを排除できない場合、その非自己を自己と認める方向でバランスを取らざるを得なくなるのです。本来どんな病原体も毒も、口や傷口やリンパシステムなどから入り、直接体内組織や血液組織に注入されることはありません。現代医学によって無用の長物と思われ、手術で取り除かれていた扁桃腺、アデノイド、胸腺、盲腸こそが、自己と非自己を識別する最前線の防衛器官だったのです。

　これらの器官を取れば、確かに炎症はなくなるでしょう。しかし、異物を自己としてしまい、結局、弱いバイタルフォースとなってしまうのです。

　このような自己と非自己を識別する機構が自然の人体においては備わっています。予防接種に限らず注射で何かを体内に入れるということはとても不自然なことで、何らかの不自然な結果を引き起こすことになるでしょう。同

様に不自然で人工的な食べ物や食品添加物などをとり続けることは、徐々に体内の自然な身体システムを変え、肉体の変調、さらに精神的な不自然さとなって表れる可能性を持っています。

心と体は相関関係を持っています。不自然な物質の摂取は、やがてその反映としての不自然な心を形成するでしょう。そうして不自然さを組み込んで再構成されたシステムに起因する症状は、自然に帰り、取り込んだ不自然さを取り除き、システムの再編がもたらされない限り、本当の治癒が起こることはありません。

マヤズムの正体とは、生命機構の変化であり、それは環境の不自然さからも生じるものです。このように予防接種による不自然さが積み重ねられたら、やがては嫌でもその責任を取らなければならない状況となります（それでも症状が出るということは、自然体に戻ろうとする力の表れなのです…）。

もし、子供のかかる病気にかからないと、やがてガンになる可能性が高くなるとホメオパシーでは警告します。ですから、私たちホメオパスは相談者に「子供のかかる病気にはかかりましたか？」という質問をよくします。もしかかっていなければ、レメディーはCarcinosin（癌細胞）となります。

予防接種を受けることで、バイタルフォースが滞り、病弱になったり、心身に障害が生じるケースのほうがはるかに多いというのが事実です。

それが証拠に、予防接種を受けた子供に、Vaccininum（全予防接種から作られたレメディー）をあげると、激しく反応し、発熱したり、下痢をしたり、皮膚湿疹が発生したりして、体毒を押し出していきます。予防接種を受けた子供の多くは、このような過程を経て、そして元気になっていきます。

私自身、数々の予防接種ならびに薬害によって、左側の扁桃腺や首のリンパ節がはれっぱなしでした。しかし、予防接種の害に適合するレメディーで、リンパ節のはれや扁桃腺炎は消えて行きました。

小児病は、ホメオパシーにより、その病気になる素因を軽減したり、かかっても軽く済ませるようにすることができます。私の下の子供は、予防接種を受けていませんが、上の子には義務であると思い込んでいてMMR（はしか、おたふく風邪、風疹）の予防接種を受けさせてしまいました。よく調べてみると、イギリスでは義務ではありませんでした。

子供は神からの預かり者です。大人がしっかり育て上げる責任があります。目を見開いて、この子らに何が必要で何が不必要なのかを見極めてやらなけ

ればなりません。今までにも、出口直や出口王二三郎など、数々の宗教家や神理に目覚めた人々が、予防接種の危険性を警告してきました。病気にならないように先々先手を打ち予防するより、病気にかからないようなるべく自然な心を持ち、自然な生活を送るべきだと思います。ホメオパシーの父、ハーネマンの著『オーガノン』の中に、換気、食事、水、太陽にあたる、良い考えを持つ等と養生に関してクドクドと書いていますが、その説くところは、病気の土壌を作らない、ということにつきます。

　自分の生活を正し、心を正していくことがたいへん重要だということです。

　そして、生命力を高めるためには、自らの人生を、魂のやりたいことをし、楽しく生き抜くことです。

　予防接種に関しては、『海外ホメオパスによるホメオパシー講義録②トレバー・ガン　予防接種は果たして有効か？』（トレバー・ガン著／ホメオパシー出版）をぜひお読みください。予防接種の有効性に対して疑問を投げかけ、病原体が本当の原因なのだろうかと問いかけている、非常に優れた本です。

1. 風疹

普通、風疹は軽い病気ですので、妊婦さん以外は病気にかかってもよいものです。子供のときに風疹の予防接種をしても、結局、大人になってから風疹にかかり、症状が激しくなってしまうことが多いです。予防接種をせずに、自然に任せかかったときは、しっかりかかり切ることが大切です。

風疹の初期は、風邪のような頭痛と鼻水、筋肉の凝りがあり、3日ほどすると胴にピンク色の小さい平べったい発疹が出てきます。目も赤くなり、首の後ろのリンパ節がはれることもあります。

適合レメディー
●Aconite
風疹初期の風邪らしき状態のとき。

●Rubella 30C
Rubellaは、風疹ウイルスから作られたレメディー。
※お近くのホメオパスにご相談下さい。
三種混合(はしか、耳下腺炎、風疹)ワクチンの毒出しに使用します。
風疹にかかっておらず、妊娠したい人は、その前に、
Rubella30C×1週間(1日4回)ほど、とることができます。
Rubellaは、妊娠したらとらないで下さい。

●Pulsatilla
発疹が出てかゆがり、むずかり、親から離れません。耳の炎症も付随して起こることもあります。

●Mercurius
リンパ腺のはれに対処して下さい。
風疹によって、精神的に不安になったり、イライラしたり、怒ったり、眠れないときには、ArsenicumやChamomillaやCoffeaなどを状況に合わせて与えてください。

2. はしか（麻疹）（生ワクチン）

ウイルス性の伝染病です。最初に風邪のような前駆症状があり、口の中に小さいピンクの発疹が生じます。そして高熱、咳、鼻水、目の充血などの症状が出て、体全体にピンクの発疹が生じます。

このはしかは、大勢の人が同時にかかると、その症状が軽くなる傾向が確かにあるという面白い報告があります。はしかが、潜在意識レベルあるいは集団意識レベルでの、不自然さを追い出すための試練であることがうかがえます。"皆でかかれば怖くない"ということです。

現在では、はしかの予防接種をしても10年後にはかかってしまう人が多く、予防接種では止められないことが分かっています。しかも大きくなってからかかると、症状がたいへん重くなってしまいます。

さらに、予防接種の導入によって、はしかにかかって死亡する人の率が減少したのではなく、予防接種導入前にすでに、予防接種導入後の95％も死亡率が下がっていたという調査結果がN. Miller (U.S.A.) によってなされています。予防接種を導入しなくても、はしかにかかって死亡する人の減少率は、現在以上のものとなる趨勢の中で予防接種が導入された、ということです。はしかに限らずほとんどの予防接種は、放っておいても死亡率が減少する勢いの中で開始されたものなのです。彼の調査によると近年、生後1年以内に、はしかになるケースが多いと言っています。これは、両親となる人が予防接種を打ち始めた時期と符合します。

擬似免疫ではなく、実際にかかり、ホメオパシーで対処することで、本当の免疫が得られ、症状も軽くなることが知られています。

はしかのメインレメディーはPulsatillaです。ほかにも第1、第2、第3ステージにわたってレメディーがありますが、まず、はしかにはPulsatillaと覚えておいてください。はしかの進行が遅いときには、BryoniaやSulphurが合うでしょう。この二つのレメディーは、バイタルフォースが弱まっていて、歪みの吹き出しがうまくいってないとき（たとえば、薬剤により症状が抑え込まれていて、病気がなかなか進まないとき）の押し出しのレメディーです。

マヤズム的には、淋病マヤズムです。マヤズム治療は、深い知識と経験が必要となります（※お近くのホメオパスにご相談ください）。

適合レメディー　　大文字&太文字…3度(最重要)
　　　　　　　　　小文字&斜体&太文字…2度(重要)
　　　　　　　　　小文字…1度　　以下同じ
◎ACON., APIS, BRY., PULS., SULPH.
○*ant-c.*, *arn.*, *ars.*, *bell.*, *carb-v.*, *coff.*, *dros.*, *ferr-p.*, *gels.*, *ip.*, *kali-bi.*, *lach.*, *phos.*, *rhus-t.*, *stram.*
・cham., chin., hyos., ign., kali-m., kali-s., nux-v., verat.

● はしかのあとの病気ーacon., ant-c., ***ant-t.***, *ars.*, ***bell.***, bry., *calc.*, **CARB-V.**, *caust.*, cham., chin., cina, coff., *dros.*, *hyos.*, ign., *ip.*, *kali-m.*, nux-v., *phos.*, **PULS.**, *rhus-t.*, *sep.*, stram., *sulph.*
● 発疹の前 ー *bry.*, *puls.*, *stram.*
● 結膜炎を伴う ー puls.
● 発疹のようなもの、四肢に ー rhus-t.
● 発疹が止まり薄れていくとき ー *bry.*, *phos.*, *puls.*, rhus-t.
● 頭痛のあと ー bell., *carb-v.*, hyos., *puls.*, rhus-t., *sulph.*
● 出血性の ー ferr-p.
● 予防薬 ー *acon.*, ars., *puls.*
● 呼吸困難、はしかを抑止することから生じる ー **CHAM., PULS.**

●Aconite
はしかの初期に使用し、まだ発疹は現れていなく、熱が上がりそうで体は冷たい。落ち着きがなく、不安におののいています。午後9時に悪化。

●Antim-crud
はしかになって以来、体調や心の疾患があるものに適合します。下痢と便秘を繰り返しますが、よく食べます。皮膚疾患と腹の疾患が同時にあり、怒りっぽく、見られることが我慢なりません。顔でも触れると泣き出したりします。

●Apis
発疹が進まないときに必要なレメディー(Bry.)。顔はぷっくりと赤くはれ、特にまぶたがはれ、睡眠中に金切り声を上げたり、うわ言を言います。

●Ars-alb
これも発疹がしっかり出切れないときのレメディーで、不安で落ち着きがなく、体力の消耗と虚弱があります。体中がとても冷たく、たくさん服を着たがり、夜中の12時から2時に悪化します。はしかが肺や腸の疾患とともに現れることが多く、飲み物は温かいものをチビチビとすすります。

●Belladonna
高熱が出始めます。目がうるうると光を帯び、赤く熱くなっています。音に対して敏感になり、イライラとむずかり、高熱が続くとうわ言を言い、幽霊や妖怪を見たと驚いたりします。午前3時、午後3時に悪化。

●Bryonia
発疹が出たかと思ったら、すぐ消失してしまい、はしかにかかり切っていないときに与えます。空咳と大量の水分を欲しがるのが特徴です。
精神は一人になりたがり、少しの動作も嫌がります。顔は鬱血しているように赤くなって乾燥しています。

●Cuprum
痙攣性の咳や熱性痙攣を起こすはしかに使用します。
発疹は起こらず、脳がやられたようにほうけのようになっていて、筋肉の引きつりやこむら返りが起こるものに合います。

●Euphrasia
目の赤みと涙目、結膜炎、目の周りの湿疹に合います。まぶしがって目を開けていられません。

●Gelsemium
インフルエンザのような症状になるものに使用します。体力がなく、ぐたーっとしている子供。体はとても冷たくブルブル震えたりします。

●Ipecac
消化器と肺に作用します。吐き気と嘔吐が頻繁に現れます。咳は乾いた咳ですが、立て続けに起き、止まりません。

●Kali-bich
耳や鼻から黄色の膿がたくさん出てきます。咳も、肺に粘着性の痰があるためゴロゴロと音を立てます。はしかの終わりごろのレメディーです。

●Pulsatilla
はしかのNo.1レメディーです。初・中・後期すべてに当てはまります。喉は渇かず、人と一緒にいたくてしがみつきます(Bry.と反対)。夜になると悪化します。外気を欲しがり、窓を開けたがります。耳の詰まりで耳炎を起こし、胸の圧迫で呼吸困難になります。

●Stramonium
高熱のため妄想、幻覚、幻聴があります。恐怖におののき、野生児のような顔をしています。夜中に叫びながら起き上がってきます。

●Sulphur
発疹がとてもかゆいときに使用します。そして、発疹が進まないときにとるようにします。そして発疹が終わるころにとると、皮膚の治癒が早くなります。はしかの全体的な炎症によく適合します。

●Morbillinum(はしかウイルス)
三種混合ワクチンの代わりにとり、予防することもできます。はしかの予防接種の害や、過去にはしかがひどかった方に適合するレメディーです。
※お近くのホメオパスにご相談ください。

3. ジフテリア（生ワクチン）

頭痛と喉の痛みから始まり、扁桃腺が赤くテカテカにはれてゼラチンのようになり、ひどい口臭が出てきます。そして、気管支を侵され、首のリンパのはれがあります。

ジフテリアは、三種混合（DPT）ワクチンの一つです。このワクチンも、ジフテリアで死亡する人がすでに減りつつある1919年に、ドイツで最初のワクチン接種が始まり、それ以後、逆にジフテリアにかかる人が増加しています。そのためFDA（アメリカ食品医薬品局）では、「ジフテリアのワクチンは予想したよりはるかに抗体を作る効果がなかった」と認めています。さらにDPTワクチンの中には水銀なども含まれており、この害のほうも深刻です。

ホメオパシーでは、扁桃炎や喉の痛みやリンパ節のはれに適合するMercurius（水銀）等を使います。それから、植物の水銀と言われているPhytolacca（ヤマゴボウ）もジフテリアの毒出しに使います。Phytolaccaにはカリウムと強い酸が含まれていて、体内の毒出しを助けます。

マヤズム的には癌、結核マヤズムです。

適合レメディー（◎最重要　○重要）
◎ APIS, ARS., KALI-BI., LACH., LYC., PHOS., RHUS-T.
○ bell., canth., caps., kali-m., merc., nat-m., sulph., thuj.
・ ant-t., arg-n., bar-c., bry., calc-p., hep., ign., kali-p., led.

● 血液の筋が入った - kali-bi.
● 青みがかった - lach.
● 茶色っぽい
　　●黄色、柔皮のような、あるいは硬くて線維素性で真珠のような - kali-bi.
● 根深い - apis, kali-bi.
● 汚らしく見える - apis
● 乾燥してしぼんだ - *ars*.
● 弾力がある - kali-bi.

- 咽喉全体 - ars.
- 広がる、喉頭へ - KALI-BI.
    - 鼻へ - kali-bi., lyc., merc., sulph.
- 灰色 - apis, kali-bi., lach., lyc., merc.
    - 汚らしい、火のように赤い縁を伴う - apis.
    - 扁桃腺に斑点 - kali-m.
    - くぼみが白い - ign.
- 緑がかった - *kali-bi.*
- 高熱 - *apis*
- 左 - bell., LACH.
    - 右へ広がる - LACH.
- 左、小さな斑点 - *ars.*, lach.
    - 白い - lach.
- 低熱 - *rhus-t.*
- 鼻に - *kali-bi., lyc.*
    - 鼻から始まる - lyc.
    - 鼻後方 - lach.
    - 閉塞を伴う - *kali-m., lyc.*
- 鼻血を伴う - ars., *carb-v., chin., ign., lach.,* phos.
    - 膜がはがれたあと - *phos.*
- 麻痺のあと - ant-t., apis, arn., *ars., caust.,* gels., kali-br., kali-p., *lach., nat-m.,* nux-v., phos., sulph.
    - 下肢の麻痺 - ARS., gels., *lach.,* nat-m., nux-v., *phos., sil.*
- 斑点 - canth.
    - 孤立した - kali-bi.
    - 小さな(ぽつぽつ) - apis., *ars.,* canth., kali-bi., lach.
    - 小さくて白い - lach.
- 真珠のような - kali-bi.
- 粘液の栓が絶えずくぼみに生じる -calc-f.
- おびただしい - lach., lyc.
- 右 - *apis.*, ign., LYC., *merc.,* rhus-t.
    - 左へ広がる - ferr-p., LYC., *sulph.*

- 濃い粘膜液 - ars.
- 柔皮 - rhus-t.
- 虚弱で - *apis, canth., ign., kali-bi.,* LACH., *nux-v., sulph.*
- 白い - *apis, ars.,* kali-bi., *lach.,* lyc., *merc.,* stram.
- しわが寄った - ARS.
- 黄色い - apis., kali-bi., lach., merc., NAT-P., rhus-t., *sulph.*

●Mercurius
ジフテリアにより喉に潰瘍ができて、飲み込むときは激痛が走ります。灰色または黄色の細胞膜ができ上がっています。
口臭が著しく、唾液も多量です。汗を頻繁にかき、寒かったと思えばすぐ暑がり、体温調節ができず衰弱してしまします。首のリンパのはれがあります。

●Phytolacca
植物の水銀と呼ばれています。舌の根元の痛みがあり、舌を突き出せません。喉は黒っぽくはれて、白い斑があります。高熱があり、悪寒が続きます。喉の痛みは右から始まり左に移ったりします。喉の真中の痛みがあります。

●Lachesis
左側のヒリヒリとした喉の痛み、ときどき左から右へ移ることがあります。Lachesisは赤紫色で水分を飲み込むと激痛がします。しかし、固形物は飲み込むことができます。舌を突き出す癖があり、喉の痛みにかかわらず、唇をなめなめ、よくしゃべります。

●Arsenicum
右側の喉の疾患で、消化器が弱いです（下痢）。体が冷たく喉のヒリヒリ感があります。喉に潰瘍があり、そこから血が出ることがあります。落ち着きがなく、一人でいられませんが、あーせいこーせいと口うるさいのが特徴です。少量の温かい飲み物を少しずつすすり飲みます。

●Apis
扁桃腺より、口蓋垂(のどちんこ)の炎症が顕著です。口蓋垂が赤く、水を含んだようにはれ上がっています。はれのために息がしづらく、窒息しそうになります。

●Diptherinum(ジフテリア菌)
予防的使用をすることもできます。ジフテリア、破傷風、百日咳の三種混合(DTP)ワクチンの害に適合するレメディーです。
※お近くのホメオパスにご相談ください。

4. 百日咳（死菌ワクチン）

百日咳の症状としては、まず熱が出ます。発作時は咳が立て続けに出て、呼吸しにくくなったり、咳の終わりには嘔吐してしまうことが多いです。鼻血や顔のむくみ、目の充血も生じます。潜伏期間は1週間ほどと言われていますが、立て続けに出る咳そのものは5日から1か月ほど続きます。しかし死に至ることは、ほとんどどありません（赤ん坊のときにかかると重症となりますが、大抵は、それほどのことはありません）。
＜予防接種をしていても12年後に95％の人がかかる＞という統計がアメリカで発表されています。成人してからかかると、重症になるケースが多々あります。子供のかかる病気は、子供のうちにかかったほうがよいです。
DPT（ジフテリア、百日咳、破傷風）の予防接種には水銀やアルミニウム、ホルムアルデヒド等が入っており、ワクチン自体より、こちらのほうが有害ではないかと指摘する人もいます。また、ワクチン導入によって、逆に赤ん坊のコットデス（幼児性急性死）が多くなっていると言えます。DTPによるほかの副作用として、アナフィラキシーショックという劇性アレルギーによるショック死、脳炎、免疫力低下による免疫不全などが知られています。
そもそも予防接種が導入される以前、この35年間で死亡率が90％以上も下がっていました。要するに、予防接種が導入されなくても病気は減っていたであろう、ということです。
　ホメオパシーのアプローチは、まずDrosera（モウセンゴケ）です。このモウセンゴケはネバネバの粘液で虫を捕らえますが、まるで百日咳の痰がネラネラと絡んでいる状態にそっくりです。ほかにもたくさん適合するレメディーがあります。
マヤズム的には、マルチプルで淋病、結核、癌マヤズムです。

適合レメディー(◎最重要　○重要)
- ◎ ANT-T., CARB-V., CUPR., DROS., PHOS.
- ○ anac., arg-n., arn., ars., bar-c., bell., bry., calc., caust., cham., chin., cina, ferr-p., hep., hyos., ip., kali-bi., kali-p., led., lyc., nat-m., nux-v., PHOS., puls., sep., sil., sulph., verat.
- ・ acon., ant-c., calc-p., caps., hyper., ign., mag-p., merc., op., rhus-t., ruta, stann., stram.
- ● 午後 - lyc., sulph.
- ● 真夜中まで - sulph.
- ● 昼間 - cupr., *euphr.*
- ● 夕方 - arn., ars., bar-c., bell., bry., carb-v., chin., cina, dros., hep., ign., lyc., nat-m., puls., sep., verat.
  - ● 午後6〜10時 - hyper.
  - ● 真夜中まで - arn., bar-c., carb-v., hep., puls., sep., verat.
  - ● 夜も - ars., bry.
- ● 顔が青みがかっているとき - ars., CUPR., *dros., ip., nux-v.*
- ● 午前 - sep.
- ● 心臓が破れそうな感覚、発作のあと -arn.
- ● 夜半過ぎ - acon., bell., chin., dros., *hyos., kali-c.*
  - ● 午前2時 - dros.
  - ● 午前3時 - kali-c.
  - ● より以前 - lyc.
- ● 朝 - ant-c., *calc.*, cina, verat.
- ● 夜 - anac., ant-t., arn., ars., bar-c., bell., bry., carb-v., *cham.*, chin., cupr., dros., *hep.*, hyos., *merc.*, nat-m., puls., sep., sil., sulph., verat.
- ● 鼻血を伴う - ARN., *bry., cina*, DROS., IP., *led., merc., nux-v.*, PHOS., stram.
- ● Antim-tart

肺の中にいっぱいの粘液があるのに虚弱で出し切れません。吐くことで好転(これは胃から吐くと同時に、肺からも粘液を吐き出しているにちがいありません)。咳の後、食べ物と粘液を吐き出す。連続する、止まることのない咳。

● Arnica
咳のために頭が痛みます。その痛みのために泣き出します。
泣くとまた、それが咳を引き起します。咳からの鼻血や目の充血に。

● Carbo-veg
百日咳で酸欠となり死にかける。

● Cuprum
激しい発作、長く続く咳。咳の後に水を飲むことで好転します。
食べた物を吐きます。食べているとき、食道からボコボコと音が出ます。

● Drosera
ネバネバの痰が気管にピッタリくっついていて、それが刺激になり、連続した咳が次から次へと出てきます。動くこと、外気で好転します。食べる、歌う、飲む、午前2～4時に悪化します。咳をするたびに、腹の筋肉が痛いので腹を抱いてしまいます。咳とともに鼻血が出ます。強力な咳。

● Ipecac
咳といっぱいの粘液があり、吐いても咳は良くなりません。
舌のコケがなくきれいです。激発する咳で、顔は白っぽくなります。
鼻血と咳。外気や痰が出ることで好転します。

● Kali-carb
午前2～4時、また食後に悪化します。ヒューヒュー言わない咳(百日咳はヒューヒュー言う)やいっぱいの粘液を伴う咳に合います(※「出産18キット」)。

● Pertussium（百日咳菌）
百日咳がたいへんひどく、止まらないものに使用します。少しでも良くなったらすぐやめて、ほかのレメディーに移ってください。予防接種の害と予防に使います。※お近くのホメオパスにご相談ください。

5. ポリオ
ポリオの生ウイルスを口から摂取する、経口生ワクチンが危険です。英国でもおじいちゃんがポリオワクチンを受けた孫のおしめを変え、その後ポリオにかかり、全身麻痺になり亡くなったという事件がありました。
ポリオと髄膜炎、脳炎の関係は深く、ポリオウイルスは精神や筋肉を侵し、背骨や脳を不全にし、小児麻痺の原因にもなります。
ポリオは現在では、自然にかかることはまずなく、上記のようにワクチンから感染するケースがほとんどです。
ポリオの症状としては、喉の痛み、悪寒、頭痛、下痢、嘔吐、発熱、手足の関節の痛みです。そして背骨が痛くなり、ひどいときは筋肉麻痺を起こします。

適合レメディー（◎最重要　○重要）
◎**GELS.**
○*acon.*, *calc.*, *caust.*, *rhus-t.*
- arg-n., arn., ars., bell., ferr-p., hyos., kali-p., lach., merc., nux-v., phos., sulph., verat.

● 神経痛の後のポリオ − rhus-t.
● 横隔膜の麻痺を伴うポリオ − cupr., op., sil.

●Lathyrus（ひよこ豆）
ポリオの予防、ポリオによる害、小児麻痺、手足の筋肉の退化と痙攣、筋肉の虚弱化に最適なレメディーです。※お近くのホメオパスにご相談ください。

●Gelsemium
自分の体重が支えられない。筋肉がだんだん弱って退化し麻痺してしまう。
痙攣が体全体にあり、ブルブルと震えるのが分かる。
ポリオの予防とポリオの予防接種からの害に使用します。
微熱が続き慢性疲労のようになります。
不安で心配性、排尿に頻繁に行きます。

●Belladonna
高熱が急激に出る。怒っていて、イライラしている。
目がギラギラと光り、瞳孔が開いているため、光やまぶしいものを嫌がります。顔は赤く、ズキズキする頭痛があります。
高熱が続くと精神錯乱を起こすこともあります。

●Rhus-tox
筋肉の凝り、腰、背骨、首の痛みに。
体のあらゆるところが筋肉痛のようになります。

●Polio
ポリオのワクチンをとった後や、ポリオ予防に使用します。
※お近くのホメオパスにご相談ください。

6. 耳下腺炎（おたふく風邪）

耳下腺炎は、耳下腺の発熱により始まる、たいへん感染性の強いウイルス性の病気です。それに加え頭痛と疲労感があります。24時間以内に耳たぶに近いところが痛み出し、次の日には耳の前の唾液腺がはれます。
何かをかむとき、または口を開けると痛みがあります。顔の形は下ぶくれになり、えらが張ったようになります。
耳下腺炎の予防接種の副作用は、髄膜炎、脳炎、視覚障害などです。
この病気は通常、6日以内に治ります。潜伏期間は2〜3週間です。
子供のかかる病気ですが、大人になってからかかると男性の場合、精巣が侵され、精子が作られなくなる場合があります。女性の場合、卵巣の炎症を起こす可能性があります。子供のときにかかった場合は、このような問題が起こる可能性はずっと少ないです。

適合レメディー（◎最重要　○重要）
◎ BAR-C., BELL., CARB-V., MERC., PULS.
○ *acon., ars., calc., cham., ferr-p.,* hep., kali-bi., *lach., lyc., nat-m.,* phos., rhus-t., sil.
・ ant-t., kali-m., kali-p., mag-p., sulph.

● 左の耳下腺炎 - *lach.,* RHUS-T.
● 脳へ転移 - apis, bell., hyos.
　　● 乳房へ転移 - carb-v., PULS.
　　● 精巣へ転移 - *ars., carb-v.,* nat-m., PULS., rhus-t.
● しつこい耳下腺炎 - bar-c., sil.
● 右の耳下腺炎 - *calc., kali-bi.,* MERC.
　　● 次に左 - LYC.
● 猩紅熱で耳下腺炎 - *calc.*
● 化膿を伴う耳下腺炎 - ARS., *bry.,* CALC., HEP., *lach.,* MERC., *nat-m., phos.,* RHUS-T., SIL.

●Acon
初期症状に用いる(喉の痛みと渇き・発熱)

●Apis
喉の痛みとはれ。喉の渇きがない

●Baryta-carb
リンパ節のはれとともに精巣の炎症があります。風邪をひきやすいです。

●Belladonna
高熱とともに耳下腺のはれがある。右側、喉の渇きがある。顔が赤い。光や音に敏感。高熱と、ズキズキ焼けるような痛み

●Carbo-veg
衰弱、疲労とともに。

●Lachesis
はれが左のほうにあるのが特徴(ときには左から右へ行く)で、首の圧迫をたいへん嫌がります。

●Mercurius
右の痛み。リンパ節のはれ。口臭。唾液がたくさん出ます。夜に発汗があります。喉の渇きがあります。

●Pulsatilla
炎症が睾丸や乳房に及ぶとき。喉は渇きません。しがみつきがあります。

●Rhus-tox
左の痛み。体内の毒出し。

●Parotidinum(耳下線菌)　予防と予防接種の害に使用します。
※お近くのホメオパスにご相談ください。

7. 水疱瘡

初期症状は、胴体、胸部、背中への発疹で腕と顔に広がっていきます。普通、手や手首よりも肩や上腕のほうが症状がひどく、足や脚よりも腿のほうが症状がひどくなります。新しい発疹は、発熱より前か、発熱と同時に出ることが多いです。透明な水ぶくれと乾いたかさぶたが同時に存在します。

◆適合レメディー(◎再重要　○重要)
◎ANT-C., PULS., RHUS-T., SULPH.
○*ant-t., bell., carb-v., led., merc., sep., thuj.*
・acon., ars., canth., caust., coff., hyos., ip., nat-m., sil.

●Aconite
熱が出て恐怖感、不安感のあるとき。

●Antim-crud
水疱が膿みかゆみがひどく、かくと焼けるようになります。
夜に悪化し、蕁麻疹やとびひのレメディーでもあります。
怒りっぽく、見つめたり触ったりすると怒り狂います。
水疱瘡とともに消化不良も起こします。

●Antim-tart
水疱瘡と咳が一緒に出る。

●Belladonna
高熱が出て熱がこもり、顔が赤いとき。

●Mercurius
発疹から出る分泌物がくさいとき。

●Pulsatilla
リンパ腺のはれがあり、水疱が破れ、黄色の汁が出るものに合います。喉は乾かず、外気を欲しがり、しがみつきがあります。泣き虫で依存。

●Rhus-tox
発疹のかゆみがひどく、イガイガとかきむしり、水疱をつぶすことに生き甲斐を感じるほどの発疹。熱があり、筋肉痛と凝りがあります。
非常にかゆく、焼ける感じで落ち着きがない。

●Sepia
根深いものに。

●Sulphur
皮膚の炎症止めや下熱。治癒を促進する。

◆ケース
私の娘のEmily（当時4歳）　幼稚園から金曜日の昼ごろに電話がある。微熱と発疹があるので連れて帰るようにとのこと。自宅に着いたときには目がウルウルし、胸のところに発疹が10個できていた。喉が痛いらしく、しきりにしがみつく。

まず　　　Pulsatilla　200C（しがみつきと皮膚疾患）
次に　　　Belladonna　200C（熱）
10分後　　Bryonia　200C（症状を促進する役目）
その夜　　発疹が体中に吹き出る。水疱を目の敵にして爪でつぶす。
そこで　　Rhus-tox　200C　1時間ごとに3回（症状の押し出し、皮膚に表面化させる、かゆみ）
土曜日　　Sulphur　200C　朝昼晩（皮膚の炎症、Emilyの根本体質）
　　　　　体中がグチュグチュになる。
日曜日　　全体的に風邪の症状が和らぎ、発疹の増えが止まる。
月曜日　　発疹の残りはあるものの、気分が良さそうなので学校に連れていったところ、校長先生が「ひえー！　もう来たの？」とびっくりするとともに不思議がっていました。

8. 熱性痙攣

40℃を超える熱を出します。熱は下がらず高熱が続きます。そうしているうちに、幻覚を見たり、幻聴を聞いたり、うわ言を言って気を失ってしまいます。顔や首に手をあてると、焼けるほど熱く感じます。そのままにしておくと髄膜炎になっていくので、病院に連れていきます。そして、おしりから坐薬を入れられます。2、3日は高熱が下がり、あたかも治ったように見えますが、また高熱が出始め、前よりさらに高い熱を出すケースが多々あるようです。

水を飲まず、絶えずハァハァと荒い息づかいをします。さらに強い坐薬を入れられるかも知れません。しかし、そうすると痙攣が現れてきます。髄膜炎の始まりです。

結局、熱は原因があって出ているのですから、それを無視して、熱という症状だけを抑えようとしても良い結果にはなりません。原因があるのですから、体は何らかの形で排泄しようとします。無理に抑え込めば、症状が複雑化すると同時に、病気の形態も違うものとなり、治癒が難しくなってしまいます。

同種のレメディーで症状の原因を押し出し、自然に熱が下がるのが理想的と言えます。もちろん、レメディーでも熱が下がらないときは、すぐに病院に行かなければなりません。症状が急性であればあるほど、バイタルフォースはレメディーに敏感に反応します。急性症状のときは、体が治ろうと頑張っているときですから、同じレメディーでもう一押しすれば、シーソーが大きく傾くように、治癒の方向へと速やかに進んでいきます。

適合レメディー
これらはすべて高熱、髄膜炎に適合するレメディーでもあります。

●Belladonna：200Cを5分ごとに3粒リピートします。
症状に変化が見られないとき
●Gelsemium：200Cを5分ごとに3粒リピートします。
症状に変化が見られないとき
●Cuprum：200Cを5分ごとに3粒リピートします。
症状に変化が見られないとき
●Pyrogen：30Cを5分ごとに3粒リピートします。

●Opium、Stramonium、Belladonna：幻覚がひどいとき
●Cuprum：痙攣を起こしたら
●Pyrogen：汗がくさく、腐ったにおいがする(敗血症)

このような感じで対処して下さい。そして、尿毒症にならないためにストローやスポイトでなるべく水分をとらせることです。
※ただし、気を失っているときに水分を入れないこと。

9. インフルエンザ

● インフルエンザ、感染 - *acon.*, arn., ARS., BRY., calc., *caust.*, ferr-p., GELS., *merc.*, *nux-v.*, PHOS., RHUS-T.
  - 疾患、インフルエンザから生じる - ars., bry., calc-p., GELS.
  - 四肢の痛み、インフルエンザの病中 - *acon.*, arn., BRY., *caust.*, *gels.*, *merc.*, rhus-t.
    ・病後も残る - calc.
  - 胃、流感 - *acon.*, ANT-C., ANT-T., ARS., *bell.*, BRY., canth., carb-v., *cham.*, chin., cupr., *gels.*, ign., IP., *merc.*, nat-s., *nux-v.*, phos., PULS., *rhus-t.*, *sulph.*, *verat.*
  - 虚弱、病後の - chin., *gels.*, kali-p.
  - 熱が上がり続ける - apis
  - 頭痛のあと - bell., bry., carb-v., cham., hep., lach., *merc.*, rhus-t.
  - 高熱、せん妄と喉の渇きを伴う - BELL., *dulc.*
  - 真っ赤な皮疹 - ACON., ars., BELL., BRY., calc., carb-v., caust., *coff.*, hyos., *ip.*, *kali-bi.*, lach., *merc.*, phos., rhus-t., sulph.

10. 予防接種後

● 予防接種後
・Ars-alb：予防接種の害
・Hypericum：神経に達したような痛みの残るとき
・Ledum：注射の痕が黒っぽくなってきたとき
・Nux-vomica：予防接種の害（解毒）
・Pulsatilla：予防接種の害（異物の押し出し）
・Silicea：予防接種の害（異物の押し出し）
・Sulphur：予防接種の害（排泄）
・Thuja：予防接種の害（排泄）

■著者紹介

由井寅子（ゆい・とらこ）

ホメオパシー名誉博士／ホメオパシー博士（Hon.Dr.Hom／Ph.D.Hom）。日本ホメオパシー医学協会（JPHMA）名誉会長・認定ホメオパス。英国ホメオパシー医学協会（HMA）認定ホメオパス。英国ホメオパス連合（ARH）認定ホメオパス。カレッジ・オブ・ホリスティック・ホメオパシー（CHhom）学長。農業生産法人 日本豊受自然農株式会社代表。

　ドイツ発祥の伝統医学、ホメオパシーを1996年から日本に本格導入。体・心・魂を三位一体で治癒に導くZENホメオパシーは、現代の様々な難病を治癒に導くアプローチとして、世界のホメオパス（ホメオパシー療法家）から注目されている。2017年には、欧州4か国（ドイツ、イギリス、オランダ、ルーマニア）から招聘されZENホメオパシーを発表。Heritage（世界最大ホメオパシージャーナル）国際アドバイザー。
著書、訳書、DVD多数。代表作に『ホメオパシー in Japan』『キッズ・トラウマ』『バイタル・エレメント』『ホメオパシー的信仰』『インナーチャイルドの理論と癒しの実践』『インナーチャイルド癒しの実践DVD１～７』『病原体とインナーチャイルド』（以上、ホメオパシー出版）、『毒と私』（幻冬舎メディアコンサルティング）など。

■Torako Yui オフィシャルサイト http://torakoyui.com/

ホメオパシー統合医療専門校
College of Holistic Homœopathy (CHhom)
シーエイチホム
日本ホメオパシー財団 認定校　カレッジ・オブ・ホリスティック・ホメオパシー

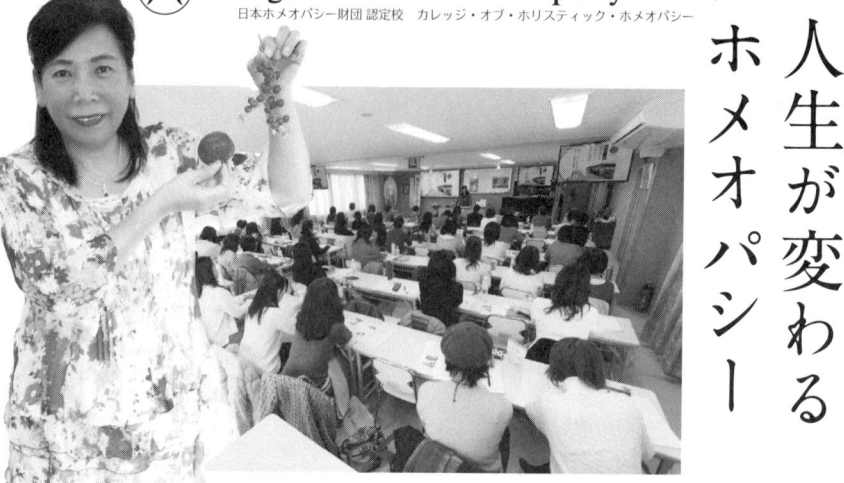

人生が変わるホメオパシー

4年制 プロフェッショナルホメオパス養成コース
★土日講義　通学コース 4月開講／eラーニングコース 6月開講

1年制

一般財団法人 日本ホメオパシー財団認定
インナーチャイルドセラピスト養成コース

- ◆ 通学コース受講会場：CHhom各校
- ◆ 受講日：通学コース　各回土曜日
  10時～13時　3時間×20回＝60時間
- ◆ 受講費：全20回一括受講のみ
  一般、とらのこ会員…20万円
  ファミリーホメオパス在校・卒業生…19万円
  CHhom在校・卒業生、RAH卒業生…16万円

★通学コース 9月開講／eラーニングコース 11月開講

一般財団法人 日本ホメオパシー財団認定
ファミリーホメオパス養成コース

- ◆ 通学コース受講会場：CHhom各校
- ◆ 受講日：通学コース　各回金曜日
  10時～13時　年間34回程度
- ◆ 受講費：入学金 5万円
  授業料 30万円（一括払いの場合）
  2回分割の場合　前期 16.5万円、後期 15万円

★通学コース 5月開講／eラーニングコース 6月開講

※DVD補講は1,500円／回
※認定試験は別途、受験料がかかります。ファミリーホメオパス 10,800円／インナーチャイルドセラピスト 21,600円
※2018年8月現在のコース案内となります。年度により変更する場合がございます。　※表示価格は全て税込価格です。

ライフスタイルに合わせ、自宅に居ながらホメオパシーを学ぶ
eラーニングコース もあります

お問い合わせ・お申し込み
一般財団法人 日本ホメオパシー財団認定　ホメオパシー統合医療専門校
カレッジ・オブ・ホリスティック・ホメオパシー

■ CHhom 東京校　TEL：03-5797-3250 ／ FAX：03-5797-3251
〒158-0096　東京都世田谷区玉川2-2-3 矢藤第3ビル

■ CHhom 札幌校　TEL：011-633-0577　FAX：011-633-0578
■ CHhom 大阪校　TEL：06-6368-5355　FAX：06-6368-5354
■ CHhom 名古屋校　TEL：052-533-0171　FAX：052-533-0172
■ CHhom 福岡校　TEL：092-738-6844　FAX：092-738-6845

★ホームページ　http://www.homoeopathy.ac/　★CHhom事務局メール　chhom@homoeopathy.ac

ホメオパシー出版 刊行書籍

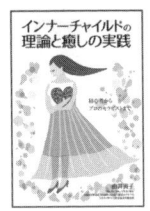

インナーチャイルドの理論と癒しの実践
初心者からプロのセラピストまで

由井寅子 著　四六判・248頁　1,500円+税

まったく新しい心理学ともいえる、インナーチャイルド概論。インチャが生まれる過程を、段階を追って解説する。また、病気の土壌となりうるマヤズムとの関係や、インチャの癒し方まで、全てを網羅し、凝縮した一冊。〈英語版あり〉

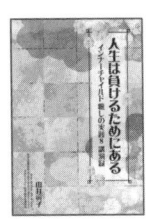

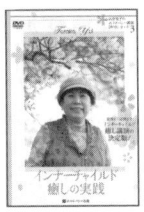

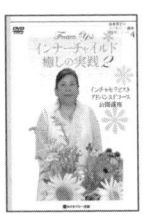

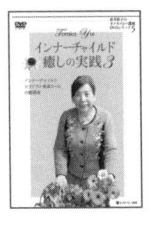

人生は負けるためにある
インナーチャイルド癒しの実践8 講演録

由井寅子 講演/著　四六判・192頁　1,300円+税

インナーチャイルド癒しの入門書として最適。DVD化された2017年札幌講演と、同年・東京講演の講演録から抜粋、編集した、講演録シリーズ第一弾。講演会では語り尽くせなかったエピソードなど一部加筆し、より詳細に知ることができ、理解も深まる。〈英語版あり〉

インナーチャイルド癒しの実践　DVD
原理から症例までインナーチャイルド癒し講演の決定版!

由井寅子 講演（全編2時間33分）　1,300円+税

とらこ先生の故郷をたずねる第1章から始まり、インナーチャイルドとは、10段階の感情（インチャ）の変遷、インチャ癒しの手順についての解説など、充実のラインナップ。インチャセラピスト養成コース紹介の付録も。〈英語版あり〉

インナーチャイルド癒しの実践2　DVD
インチャセラピストアドバンスドコース公開講座

由井寅子 講演（全編1時間46分）　1,300円+税

インチャ癒しの極意は、①感情の解放と②価値観の解放にあり。正直な自分の思いを解放し、その思いを受け止め、その奥にある「愛してほしい」という願いをかなえてあげること。自分自身を癒すための実践的なヒントが満載。

インナーチャイルド癒しの実践3　DVD
インナーチャイルドセラピスト養成コース公開講座

由井寅子 講演（全編2時間20分）　1,300円+税

抑圧した正直な思いと感情を解放することの重要性と、その実践方法、さらにこの世的価値観を解放していくための方法を解説。辛く苦しい出来事を感謝に変え、人生を幸せなものにするために大事なこととは？

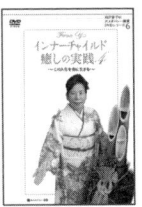

インナーチャイルド癒しの実践4　DVD
この人生をラクに生きる

由井寅子 講演（全編2時間15分）　1,300円+税

「苦しみは悪」ではなく「苦しみは本当の幸せへと導くもの」。苦しみはなぜ生じるのかを図解しながら、幸せになるための三つの方法やインチャ癒しを明らかにしていく。生きる勇気、幸せに生きるための気づきを与える感動の講演録。〈英語版あり〉

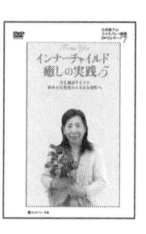

インナーチャイルド癒しの実践5
今を満足するコツ 求める女性性から与える母性へ

由井寅子 講演（全編2時間12分） 1,300円+税
新・幸せになるための三つの方法で、この世的願いをもちつつ幸せになる方法を詳解。「苦（女性性）は幸せ（母性）のはじまり」ととらこ先生が洞察した真理が、女性性と母性の関係に統合されていくさまは圧倒される。〈英語版あり〉

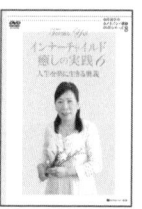

インナーチャイルド癒しの実践6
人生を楽に生きる奥義

由井寅子 講演（全編付録つき2時間43分） 1,300円+税
人間は体・心・魂、それぞれに命を持ち、体の命が終わっても心と魂の命は終わらない。脳性麻痺の子の生と死、向き合う母のケースを通し、この世的価値観・カルマを浄化し、魂本来の命を生きるための奥義を解説する。〈英語版あり〉

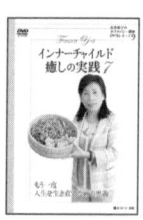

インナーチャイルド癒しの実践7
もう一度人生を生き直すための奥義

由井寅子 講演（全編2時間7分） 1,300円+税
奥義シリーズ第二弾。愛されない恐れ、怒りや憂いを抱えた内なる子どもが、人生の様々な場面で共鳴し、苦しみを生じさせている。幼少時のつらい感情をさらけ出し、親の価値観を越え、自分の本当の価値を取り戻そう。〈英語版あり〉

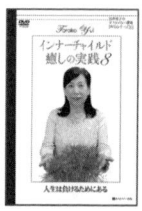

インナーチャイルド癒しの実践8
人生は負けるためにある

由井寅子 講演（全編3時間3分） 1,300円+税
優れると頑張らず、プライドで戦わず負けることで、根本にある「駄目な自分」に戻り、そんな自分を許してあげよう。とらこ先生の人生、難病の男児、ふたりの障害児をもつ母のケースを通し解説する。3時間を超える、インチャ癒しの集大成！〈英語版あり〉

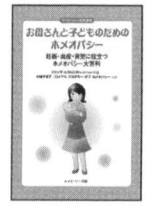

お母さんと子どものためのホメオパシー
妊娠・出産・育児に役立つホメオパシー大百科

ミランダ・カストロ 著／小幡すぎ子, RAH 共訳
B5判・426頁 3,400円+税
妊娠・出産・育児を経験するすべての女性とその赤ちゃんのための、ホメオパシーに関する百科事典。ホメオパシー療法を、家庭で安全かつ効果的に行うための術を網羅。

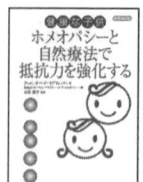

健康な子供（新装改訂版）
ホメオパシーと自然療法で抵抗力を強化する

クレメンティーナ・ラブフェッティ 著／由井寅子 監修
RAH訳 四六判・180頁 1,700円+税
子どもたちの健康を守るために、自然療法を活用したい方のための総合的ガイドブック。予防接種をはじめ食品添加物や環境毒を自然療法でどう乗り越えるかについての、適切なアドバイスが秀逸。

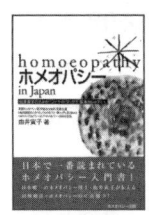

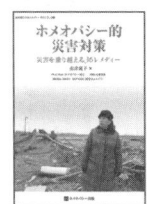

ホメオパシーガイドブック①
ホメオパシー in Japan

由井寅子 著　A5判変形・264頁　1,500円+税

とらこ先生による、日本一読まれているホメオパシー入門書。ホメオパシーの歴史、基本原理、使い方から、使用頻度の高い計38種類のレメディーの解説まで盛りだくさん。症状から適したレメディーを引けるレパートリー付き。〈英語版あり〉

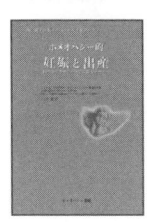

ホメオパシーガイドブック②
ホメオパシー的妊娠と出産

由井寅子 著　A5判・272頁　1,600円+税

妊娠、出産、産後の妊婦さんや赤ちゃんをサポートするレメディーの手引き書。ホメオパシー的な妊娠の考え方や、助産師ホメオパスの臨床現場からの報告を多数紹介。出産に役立つレメディーの解説もあり。自然分娩で元気な赤ちゃんを産みたい方に。

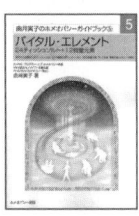

ホメオパシーガイドブック⑤
バイタル・エレメント

由井寅子 著　A5判・174頁　1,500円+税

24種類のティッシュソルトと12種類の微量元素について解説。体内でバランスを保っていたはずの微量元素の過不足から起こる問題、生命の必須元素に関わるレメディーについて説明。現代生活に疲れた体を、自然治癒力によって活性化していくためのガイドブック。〈英語版あり〉

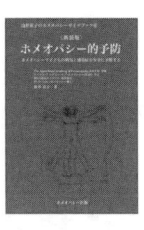

ホメオパシーガイドブック⑥
ホメオパシー的予防（新装版）

由井寅子 著　A5判・208頁　1,600円+税

"予防接種の害や副作用は怖いけど、感染症にはかかりたくない"という方必見のホメオパシー的予防の解説書。子どもがかかる病気・感染症を安全に予防する方法や素早く治癒に導く方法を提示。子どもへの予防接種の是非に悩んでいる方は一読を。〈英語版あり〉

ホメオパシーガイドブック⑦
ホメオパシー的災害対策

由井寅子 著　A5判・200頁　1,300円+税

東日本大震災直後、被災者の体と心を救った36のレメディーを実例を交えて詳解。いざというとき、どう行動し、事実と向き合っていくべきかをホメオパシー的見地から説いた渾身の一冊。絶望の淵にあった人々に勇気を与えた、被災地での講演も完全採録！〈英語版あり〉

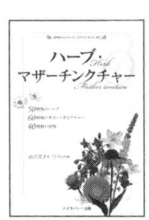

ホメオパシーガイドブック⑧
ハーブ・マザーチンクチャー（Φ）

由井寅子 著　A5判・256頁　1,500円+税

難病を治癒に導くとらこ先生のZENメソッドの一角を担うマザーチンクチャー（Φ）。その全貌を40の症例とともに紹介した贅沢な書。50種類のハーブΦと60種類のサポートチンクチャーを網羅。慢性病治療から日々の健康増進まで。症状別レパートリー付き。オールカラー。〈英語版あり〉

■ホメオパシー出版　新刊のご案内

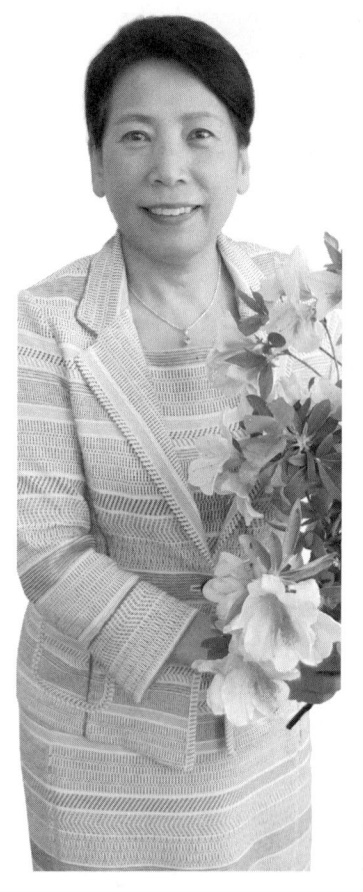

2018年4月8日に新潟で開催された
『楽に幸せに生きられる
　　　　ZENホメオパシー』講演を収録

苦しみの多くは、病気や怪我からやってくる。病気は生き方、考え方が不自然であることのお知らせ。薬・ワクチン・農薬など不自然なものを体に入れる、感情の抑圧、この世的価値観への囚われ、これらが病気の原因であり、苦しみの原因である。人はそれに気づくために感染症にかかり、感染症を克服することでインナーチャイルドが癒され、この世的価値観が緩む。病原体も含め、一見悪と見えることは、自分の潜在意識にある歪みを映す鏡として存在する。

ラストに、総まとめとして語られる本当の感染症予防と、幸せに生きられる極意は圧巻。ほか、知られざる予防接種の予防メカニズム、子どものかかる病気の真の役割、インフルエンザ・水疱瘡・麻疹・風疹・溶連菌感染症といった各感染症とインナーチャイルドの関係など。20年来のアトピーと自己免疫疾患・慢性甲状腺炎の女性のケースも必見。

病原体とインナーチャイルド

幸せに生きられるZENホメオパシー2

[DVD] [BOOK] 発売予定

■ 価格等未定。製作中のため、仕様やタイトルが変更になる場合もあります。
■ 『幸せに生きられるZENホメオパシー1 新・ホメオパシー入門(仮題)』も近日発売予定です。
■ 最新の情報は、弊社ホームページ (http://www.homoeopathy-books.co.jp/) をご覧ください。

ホメオパシー出版

```
<ホメオパシー入門書>
由井寅子のホメオパシーガイドブック③
キッズ・トラウマ

2001年1月5日　初　版　第1刷　発行
2018年8月15日　第4版　第26刷　発行

著　者　　由井寅子
表紙装丁　有限会社 川上博士事務所
発行所　　ホメオパシー出版 株式会社
〒158-0096　東京都世田谷区玉川台2-2-3
電話：03-5797-3161　FAX：03-5797-3162
U R L　　http://www.homoeopathy-books.co.jp/
E-mail　info@homoeopathy-books.co.jp
```

©2001 Homoeopathic Publishing Co., Ltd.
Printed in Japan
ISBN 978-4-94657-210-4　C0077

落丁・乱丁本は、お取り替えいたします。

この本の無断複写・無断転用を禁止します。
※ホメオパシー出版 株式会社で出版している書籍は、すべて公的機関によって著作権が保護されています。